加速正畸临床指南：骨微穿孔技术

Clinical Guide to Accelerated Orthodontics: With a Focus on Micro-Osteoperforations

原　著　［美］Mani Alikhani

主　审　王　林

主　译　张卫兵

译　者　（按姓氏汉语拼音排序）

蒋园园　霍梦琳　鲁琦澔　李文磊

潘永初　汝一雯　孙　莲　孙　嵘

王　华　王珈璐　徐海洋　赵　晶

仲伟洁

U0377153

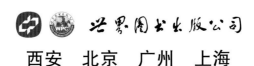

世界图书出版公司

西安　北京　广州　上海

图书在版编目（CIP）数据

加速正畸临床指南：骨微穿孔技术 /（美）摩尼·阿利克哈尼（Mani Alikhani）主编；张卫兵主译 . —西安：世界图书出版西安有限公司，2018.10

书名原文：Clinical Guide to Accelerated Orthodontics：With a Focus on Micro-Osteoperforations

ISBN 978-7-5192-4915-1

Ⅰ . ①加… Ⅱ . ①摩… ②张… Ⅲ . ①口腔正畸学 Ⅳ . ① R783.5

中国版本图书馆 CIP 数据核字（2018）第 224606 号

书　　名	加速正畸临床指南：骨微穿孔技术	
	JIASU ZHENGJI LINCHUANG ZHINAN: GUWEICHUANKONG JISHU	
原　　著	［美］Mani Alikhani	
主　　译	张卫兵	
责任编辑	马元怡　　邵小婷	
装帧设计	新纪元文化传播	
出版发行	**世界图书出版西安有限公司**	
地　　址	西安市北大街 85 号	
邮　　编	710003	
电　　话	029-87214941（市场营销部）	
	029-87234767（总编室）	
网　　址	http://www.wpcxa.com	
邮　　箱	xast@wpcxa.com	
经　　销	新华书店	
印　　刷	陕西金和印务有限公司	
开　　本	787mm×1092mm　　　1/16	
印　　张	7.5	
字　　数	100 千字	
版　　次	2018 年 10 月第 1 版　　2018 年 10 月第 1 次印刷	
版权登记	25-2018-106	
国际书号	ISBN 978-7-5192-4915-1	
定　　价	98.00 元	

医学投稿　xastyx@163.com　‖　029-87279745　87284035

☆如有印装错误，请寄回本公司更换☆

原作者名单

Sarah Jassem Alansari

Department of Applied Oral Sciences, The Forsyth Institute, Cambridge, MA, USA

Consortium for Translational Orthodontic Research, Hoboken, NJ, USA

Mani Alikhani

Department of Developmental Biology, Harvard School of Dental Medicine, Boston, MA, USA

Department of Applied Oral Sciences, The Forsyth Institute, Cambridge, MA, USA

Consortium for Translational Orthodontic Research, Hoboken, NJ, USA

Pornpan Hiranpradit

Consortium for Translational Orthodontic Research, Hoboken, NJ, USA

Mohammed Al Jearah

Consortium for Translational Orthodontic Research, Hoboken, NJ, USA

Edmund Khoo

Department of Orthodontics, New York University College of Dentistry, New York, NY, USA

Jeanne Nervina

Department of Orthodontics, New York University College of Dentistry, New York, NY, USA

Chinapa Sangsuwon

Consortium for Translational Orthodontic Research, Hoboken, NJ, USA

Cristina C. Teixeira

Consortium for Translational Orthodontic Research, Hoboken, NJ, USA

Department of Orthodontics, New York University College of Dentistry, New York, NY, USA

Miang Chneh Teo

Consortium for Translational Orthodontic Research, Hoboken, NJ, USA

利益冲突声明

基于牙移动骨微穿孔技术的原创工作由本书的两位作者——纽约大学的 Mani Alikhani 和 Cristina Teixeira 获得发明专利。

作者声明关于本书的著作权和出版没有任何利益冲突

序 1

正畸治疗中牙移动相关的骨改建是一个复杂的生物学过程，且持续时间长。正畸治疗周期一般为 2 年，然而长期的正畸治疗将增加患者出现牙龈退缩、牙根吸收、釉质脱矿、龋齿、牙周疾病等口腔疾病的风险。因此如何在保证健康正畸的同时快速有效地完成正畸治疗，已成为当前临床的迫切需求。在国家临床重点专科南京医科大学附属口腔医院正畸科翻译团队的辛勤努力下，《加速正畸临床指南：骨微穿孔技术》顺利完成翻译，相信本书的出版将为口腔正畸临床治疗水平的提高起到一定的推动作用。

本书分为 7 个章节，第 1 章介绍了骨改建双相理论与牙移动生物学的相关基础知识。第 2 章介绍了加速牙移动的不同方法，明确指出骨微穿孔技术是一种创伤小、效率高的新技术，能加快牙齿移动速度。第 3、4 和第 5 章介绍骨微穿孔术的生物学基础和在不同治疗阶段的分解代谢效应及其合成代谢效应。第 6 章介绍了骨微穿孔术的分步操作指南，包括应用骨微穿孔术的时机、骨微穿孔术工具、过程及术后护理。第 7 章详细介绍了正畸临床日常实践中骨微穿孔的应用。本书内容侧重加速正畸临床实践，是一本值得推荐给国内同行学习和指导临床实践的好书。

本书的主译张卫兵博士（主任医师）多年来一直从事口腔正畸学理论和临床实践研究，在国外从事博士后研究工作多年，数次赴欧美著名高校研修正畸技术，对矫治机制进行了深入的研究，积累了深厚的专业理论知识和丰富的临床经验。在他的带领下使本书得以顺利翻译。该书中文版的出版发行，将有助于正畸新技术的推广，推动口腔正畸学事业的进一步发展。

中华口腔医学会副会长

南京医科大学副校长

王林 教授

2018 年 8 月

序 2

纽约大学转化正畸研究中心（CTOR）自成立以来强调针对正畸医生在实践中遇到的临床问题实施基础科学研究，为牙齿移动和颅面生长提出新理论，致力于改进和革新正畸治疗方法。本人对牙颌畸形矫治机制有着浓厚的兴趣，在哈佛大学牙学院留学期间，就与在转化正畸研究中心（CTOR）从事研究工作的纽约大学牙学院正畸科教授 Cristina Teixeira 有过书信往来，曾计划访问 CTOR，遗憾未能成行。很高兴世界图书出版公司马元怡编辑提供了一个向 CTOR 学习的机会，翻译 CTOR 主要成员 Mani Alikhani 和 Cristina Teixeira 编写的著作《加速正畸临床指南：骨微穿孔技术》。

骨微穿孔技术是一种创伤小、效率高的新技术，这种方法由小而浅的骨穿孔组成，不需要软组织翻瓣或是任何附加的切口，可由正畸医生安全地在颊舌侧骨皮质表面实施，副作用小，无明显疼痛或不适。动物和人体研究表明，在移动牙齿周围应用少量较浅的骨穿孔会导致明显的炎症、骨细胞活化、骨重建和显著的牙齿移动，加速牙齿移动的同时不损害周围支持牙槽骨。循证医学证据显示骨微穿孔术能加速牙齿移动速率。

该书系统介绍了骨微穿孔技术的生物学基础、分步操作指南和具体病例临床应用，详细解释了获得加速正畸牙移动的临床措施。全书图文并茂，提供了大量临床案例，贴近正畸临床实际情况，便于学习实践。适合正畸专科医师、研究生、规陪生及开展正畸工作的口腔临床医师。

本书的译者为国家临床重点专科南京医科大学附属口腔医院正畸科医师和研究生，世界图书出版公司马元怡编辑在本书翻译过程中付出了辛勤劳动，在此表示感谢！本书的出版发行也得到了世界图书出版公司及南京医科大学口腔医学院的大力支持，在此表示感谢！由于学识水平及能力的限制，译稿难免有疏漏之处，敬请广大作者给予批评指正。

中国　南京
2018 年 8 月

原书序

作为研究牙齿移动的科学家和正畸医生，如果不向我们的读者介绍另外一种活动——转化正畸研究中心活动，那么我在本书中讲述的故事将不完整。

几年前，我和一群志同道合的同事一起创建了转化正畸研究中心（CTOR，www.orthodonticscientist.org）——一个致力于转化实验室和动物学研究，进而改进和革新正畸治疗方法的研究中心。针对特定临床问题实施基础科学研究是转化正畸研究中心的宗旨。本书中讲述的骨微穿孔（MOPs）治疗法及其分解代谢和合成代谢效应，是这项针对性研究取得的首个成果。

自从骨微穿孔治疗法被授予专利，转化正畸研究中心活动发展势头迅猛，研究人员忙于开发新的正畸治疗方法。事实上，转化正畸研究中心目前已经获得 7 项创新型专利，并将彻底改变正畸及颅面矫形治疗的方法。这些产品和方法包括促进牙槽骨愈合并予以维持，扩大颅面矫形治疗的适用范围，以及全自动预可调托槽等。

如果没有热情的临床科学家的持续参与，转化正畸研究中心的活动将难以为继，他们每个人都既是娴熟的正畸医生，又是技术高超的研究人员。有志于促进口腔正畸专业发展，但认为自身研究技能尚不能胜任这份工作的积极的临床医生们，欢迎参加转化正畸研究中心培训计划。在这里，研究员们找到了一个舒适的环境，他们学习将其对临床正畸的热情与他们的想象力和新获得的研究技能结合起来，成为一名独特的临床科学家，随时准备解决专业领域中具有挑战性的问题。转化正畸研究中心的毕业生在许多领域中都有出色的表现，这在医疗、教育、行业领导等等领域都得到了证实。

转化正畸研究中心活动的另一方面是其在世界各地的大学有众多合作者。这些回报丰厚的合作使临床医生和科学家同转化正畸研究中心的科学家一起，在正畸和颅面矫形临床试验中开发、执行、测试治疗方法和装置原型。通过转化正畸研究中心培育的众多工业合作伙伴，转化正畸研究中心的研发转化得到进一步加强。这些合作不仅扩大了转化正畸研究中心的研发范围，也使转化正畸研究中心与许多口腔正畸医生和生物医学制造公司建立起合作和咨询关系。这大大提高了将研究理念转化于市场运用的效率。

转化正畸研究中心代表了一种新颖的转化研究方法，它强调专门针对正畸医生在实践中遇到的临床问题进行研究。在转化正畸研究中心出现的短暂的时间里，它已经成为口腔正畸学创新的驱动力，植根于坚实的生物学原理，为牙齿移动和颅面生长提出了新理论，改变了目前正畸医生的临床操作。我们相信正畸的未来就在这里，转化正畸研究中心将一直通过研究发明来影响正畸的未来。

Mani Alikhani
Boston, MA, USA
Cambridge, MA, USA
NJ, USA

郑重声明

　　本书的内容旨在进一步促进科学研究，并不为特定患者推荐或推广特定的诊断、治疗方法。出版商、作者、译者没有就本书内容的精确性和完整性作任何保证，并且明确否认任何负责任的保证，例如针对特定目的健康和疗效的保证。针对正在进行的研究、设备升级、仪器更新换代、政府法规的变化、设备和用药等信息的不断完善，有读者要求审查和评估其包含的详尽信息例如每种药物、设备和装置的各种信息，并希望对部分问题提供详细的指示、警告和预防措施，对于这种情况读者应适当咨询专家。任何组织或网站在本书中被引用时，并不意味着作者或出版商认可该组织或网站提供或建议的任何信息。读者还应意识到，本书所列的互联网网站在著书和阅读时可能发生变化甚至消失，本作品的任何推广声明，不为其提供任何担保。无论是出版商还是作者，都不对由此产生的任何损害负责。

目　录

第1章
双相理论与牙移动生物学

Cristina C. Teixeira, Sarah Alansari, Chinapa Sangsuwon, Jeanne Nervina, Mani Alikhani

内容摘要

C.C. Teixeira (✉)
Department of Orthodontics, New York University College of Dentistry, New York, NY, USA
Consortium for Translational Orthodontic Research, Hoboken, NJ, USA
e-mail: ct40@nyu.edu; cristina.teixeira@nyu.edu

S.Alansari
Consortium for Translational Orthodontic Research, Hoboken, NJ, USA
Department of Applied Oral Sciences, The Forsyth Institute, Cambridge, MA, USA

C. Sangsuwon
Consortium for Translational Orthodontic Research, Hoboken, NJ, USA

J. Nervina
Department of Orthodontics, New York University College of Dentistry, New York, NY, USA

M. Alikhani
Consortium for Translational Orthodontic Research, Hoboken, NJ, USA
Department of Applied Oral Sciences, The Forsyth Institute, Cambridge, MA, USA
Department of Biology, Harvard School of Dental Medicine, Boston, MA, USA

1.1　引　言

牙齿通过自发漂移或在正畸力作用下在牙槽骨中移动。正畸医生希望在加快牙齿移动的同时减少潜在的副作用。正畸研究者通过揭示牙移动相关的生物学现象应对这一临床挑战。

目前公认的允许正畸牙齿移动的主要生物学机制是：牙移动方向处的牙槽骨先吸收，然后形成新骨以维持牙槽骨的完整性。骨吸收速度和牙齿移动速度成正比，而骨形成的速度决定治疗的成功性。广义上，正畸牙齿移动可分为两个阶段：骨吸收分解阶段和骨形成合成阶段。

尽管牙移动的细胞学和组织学变化已经达成共识，但是介导这些反应的机制还不完全清楚。正畸力是如何激活骨吸收和骨形成的？正畸力是直接还是间接引起牙移动？牙周膜（PDL）是否影响牙移动的速度？为了回答这些问题，笔者将首先分析骨组织细胞的作用。

1.2　骨组织细胞及其在牙移动生物学中的作用

成骨细胞、骨细胞和破骨细胞是在牙移动生物学过程中发挥重要作用的 3 种骨组织细胞。成骨细胞是位于骨表面的单核细胞，来源于骨髓间充质干细胞、合成胶原和非胶原蛋白等有机骨基质，又称为类骨质。不活跃的成骨细胞，特别是成人骨骼，被称为骨衬里细胞。这些细胞是静止的，直到生长因子或其他合成代谢刺激诱导其增殖和分化为立方形成骨细胞。成骨细胞是参与牙移动合成代谢阶段的主要细胞，但在分解代谢阶段作用有限。

骨细胞是固定于骨基质陷窝中的成熟成骨细胞。穿过矿化基质的精细管状结构称为骨小管，骨细胞通过小管彼此接触并与位于骨表面的成骨细胞接触。作为骨骼中最丰富的细胞类型，骨细胞间复杂的三维网络是识别机械负荷的关键性机械感受器，在破骨细胞和成骨细胞间传导信号，使骨骼发生重塑以适应机械负荷的需求。

机械刺激激活骨细胞的机制尚不清楚。生理条件下的骨负荷在骨基质、骨陷窝和骨小管中产生张力或形变。有些研究者认为是骨基质而非骨陷窝和骨小管的张力诱发了骨改建[1]。相反，有些学者认为负荷不是诱发成骨的主要因素。他们假定负荷的变体——形变率[2]、应力分布[3]或流体力[4]——才是诱发骨改建的主要因素。虽然这场争论仍在积极研究中，但骨细胞借由骨陷窝和骨小管中增加的液体流动和电位变化产生的流体剪切力感受机械刺激这一观点是达成共识的。机械应力激活骨细胞分泌关键细胞因子，如前列腺素、一氧化氮、胰岛素样生长因子（IGF），进而激活成骨细胞和破骨细胞发生紧密而同步的生物学变化的现象称为骨改建。

骨细胞在正常骨改建中的关键作用是明确的，然而其在牙移动的生物学中的精确作用还不清楚。骨细胞可能通过激活破骨细胞参与分解阶段。然而，骨细胞激活成骨细胞参与合成阶段的可能性更大。

破骨细胞在牙移动过程中承担吸收骨质的重要工作。不同于成骨细胞和骨细胞，破骨细胞是特殊的单核 / 巨噬细胞家族成员，通过多个单核前体细胞的融合产生巨大的多核细胞。细胞终末分化以获得成熟的细胞表面标志物，如降钙素受体、抗酒石酸酸性磷酸酶（TRAP）和富含质子泵的褶皱边缘，质子泵可以酸蚀细胞附着的骨表面，从而产生骨吸收陷窝。

破骨细胞控制牙移动过程中骨吸收的速度，因此能控制牙移动的速度。但是，破骨细胞不是单独起作用的。实际上，破骨细胞的成熟、活化、靶向发挥功能及位点特异性地骨吸收功能受到多种其他类型细胞信号的调控。不受控制的破骨细胞活化将产生灾难性的后果，因为进行性的骨吸收会削弱骨强度而引起骨折。因此，破骨细胞不可能是正畸力的直接靶点。相反，控制破骨细胞形成和活化的上游信号才是正畸力的主要靶点。虽然这些上游信号事件活动仍存在争议，但它们可以是发展牙齿移动生物学新的理论基础。笔者收集了科学证据来支持新的牙移动双相理论。

1.3 正畸牙移动的分解阶段

1.3.1 牙移动启动理论

正畸力引起牙移动的不同类型取决于施加于牙齿的力值和力偶。每一种牙齿移动类型对应特殊的牙周膜和牙槽骨的应力分布。普遍认为在最大压应力区，破骨细胞的骨吸收水平最高。已有许多理论被提出用以解释压力区破骨细胞激活的起因。总的来说，有两种观点：直接作用观点主张正畸力直接作用于骨骼中的细胞（尤其是骨细胞）；间接作用观点认为牙周膜是正畸力直接作用的部位（图 1.1）。但是，值得一提的是两种理论都赞成破骨细胞能够引起骨吸收，因此，它是控制牙移动速度的一类细胞。

基于承重骨应力反应的研究，直接观点支持者声称，载荷直接激活成骨细胞可能有两种机制。第一种，处于生理水平的机械刺激下，骨细胞"测量"机械刺激的构成要素（如基质变形），通过诱导破骨细胞活化去除陈旧性骨，引导成骨细胞重建新的可承受负荷的骨。通过这种机制，正畸牙齿移动被认为是正畸力对

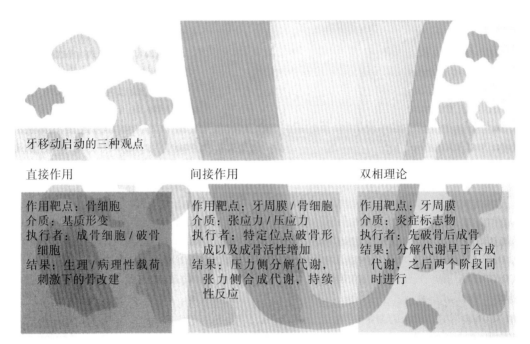

图 1.1　牙移动始动理论。牙移动的生物学机制理论受到组织学研究的支持。图中总结了目前被接受的理论之间的主要差异，主要从作用靶点、介质、执行者和结果 4 个方面展开。直接和间接观点认为的牙移动的初始正畸力不同。但是，两种观点都认为骨内合成及分解代谢反应是独立同时进行，分解与合成代谢是局限于压应力部位，合成代谢局限于张应力部位。双相理论包含了牙移动生物学的最新证据，并提出初始阶段的分解代谢反应是对创伤和炎症的反应，反过来又激活了合成代谢阶段。分解代谢和合成代谢的反应位置具有重叠性，这是因为破骨细胞和成骨细胞的激活具有广泛的偶联性

机械刺激的生理适应。第二种，过大的（病理性）机械载荷引起可被骨细胞感知的基质内微骨折，从而增加损伤区域的骨改建。通过这种机制，正畸牙齿移动被认为是对正畸力引起的创伤的一种反应。

　　骨细胞驱动的骨改建是细胞对生理或病理水平载荷的反应，这一结论受到以承重骨为研究对象的研究数据的支持，但是将这一理论用于正畸力引起的骨改建仍受到质疑。针对长骨和牙槽骨的实验研究结果表明，生理水平的刺激下，骨细胞不能识别静态力[5-6]。这与正畸牙齿移动是骨对机械性刺激的一种生理性适应这一理论相违背，因为正畸力大多是静态的，而不像长骨那样受间歇力刺激。进一步可以证明这一观点的现象是：牙科种植钉在正畸治疗中作为支抗受力时，种植钉的位置并不发生改变。

　　正畸力能通过产生微骨折而引起牙移动吗？尽管正畸力作用下会发生微骨折[7]，但这作为引起牙移动的主要机制的可能性是很小的，因为正畸力就不能移动根骨粘连的牙齿。此外，力的大小和牙移动之间不是线性关系，正畸力加载的即刻，

骨改建的速度达到饱和状态。如果微骨折是牙齿移动的触发因素，越大的力量应该持续增加牙齿移动的速率，不会到达饱和状态[8]。需要强调的是，病理性的重力会损伤种植钉周围的骨质直到种植钉脱落失败，也不会引起种植钉的移动。综上所述，既然生理性的轻力用于正畸临床治疗，强烈表明微骨折并不是引起牙移动的始动因素。

考虑到缺少牙周膜的根骨粘连的牙齿是不可能移动的，牙齿移动间接观点的支持者提出，牙周膜是正畸力的主要作用位置。基于这一假说，不同正畸力在牙周膜中产生特征性的压力和张力模式，这些模式是随时间变化的。例如，如果只施加一个压缩力几秒钟（即间歇力），填充牙周膜孔隙的液体防止牙齿快速位移，因为液体是不可压缩的。然而，如果压缩力是持续的（也就是静态的，就像在正畸治疗中），液体被挤出牙周膜，为牙齿位移提供空间，牙周膜被进一步压缩。这种移位的直接结果是压力侧血管收缩，导致血流量和营养物质的减少及缺氧。根据压力大小和血流障碍程度，部分细胞发生凋亡，而其他细胞非特异性死亡，导致坏死，组织学表现为无细胞区。凋亡或坏死的变化并不局限于牙周膜细胞，相邻的牙槽骨内的成骨细胞和骨细胞也可能因正畸力而死亡。

正畸力产生的生理和病理反应可能不同。但最初反应都是一种无菌性的急性炎症反应，局部细胞释放趋化因子（图 1.2）。趋化因子是从临近细胞中释放出的小分子蛋白质，促进血管黏附分子的表达，招募炎症前体细胞从血管内到达血管外，吸引远处的细胞进入该区域。鉴于它们对局部细胞的强大生物学影响，在牙移动生物学的背景下，讨论趋化因子并证实其在双相牙移动理论中的作用很重要。

1.3.2　初期无菌性炎症反应

趋化因子在正畸牙移动中的早期释放是触发骨吸收的关键。单核细胞趋化蛋白 -1（MCP-1/CCL2）募集血液中的单核细胞进入周围组织，并转化成组织巨噬细胞或更重要的破骨细胞[9]。同样的，牙移动过程中，CCL3 和 CCL5（RANTES）募集并激活破骨细胞[10-11]。

受力的即刻，局部的炎症细胞释放一系列的介质。这些炎症介质包括促炎和抑炎的细胞因子和胞外蛋白。促炎细胞因子有助于放大或维持炎症和骨吸收。正畸牙移动过程中主要的促炎细胞因子有 IL-1α（白细胞介素 -1α）、IL-1β、TNF-α（α 肿瘤坏死因子）和 IL-6[12]。重要的是，细胞因子也是抗炎的，从而防止炎症失控。炎症细胞，如巨噬细胞、局部的成骨细胞、成纤维细胞和内皮细胞等，释放多种炎症调节因子。

正畸牙运动期间释放的另外两类炎症介质值得特别关注。首先是前列腺素

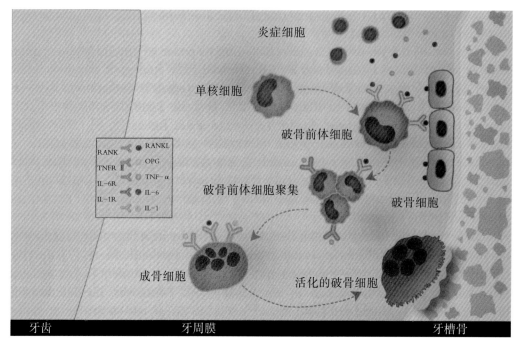

图 1.2　细胞因子调节破骨细胞形成。细胞因子是破骨细胞形成的重要媒介，在单核－巨噬细胞前体分化成成熟破骨细胞的过程中发挥不同的作用。炎症细胞（响应正畸力从血液迁移到牙周膜）和局部细胞（如成骨细胞）表达受体激活的 RANKL，然后与破骨细胞前体细胞（如单核细胞）表面的受体（RANK）结合。RANK-RANKL 的结合引发细胞黏附，相互形成多核破骨细胞。一些细胞因子（如 RANKL，TNF-α）诱导破骨前体细胞分化为破骨细胞，其他（如 RANKL，IL-1）则直接刺激破骨细胞活化。另外，局部细胞也可以通过产生 RANKL 的假受体骨保护素（OPG），减少破骨细胞的生成。RANK：人核因子 κB 受体活化剂；RANKL：人核因子 κB 受体活化剂配体；OPG：骨保护素；TNF R Ⅱ，肿瘤坏死因子受体Ⅱ；TNF-α，肿瘤坏死因子 -α；IL-6R：白细胞介素 6 受体；IL-6：白细胞介素 6；IL-1R：白细胞介素 1 受体；IL-1：白细胞介素 1

（PGs），它们来源于花生四烯酸代谢产物，并介导炎症的每一步，如血管舒张、血管通透性增加以及细胞黏附。在正畸牙移动过程中，PGs 直接（通过局部细胞或炎性细胞响应机械刺激）或者间接（通过细胞因子）产生。例如，TNF-α 有效地刺激 PGE2 形成[13]。PGs 在它们产生的地方起作用，然后自发降解或被酶解破坏[14-15]。其次是神经肽，其参与正畸力引起的许多炎症阶段。神经肽是传递疼痛信号的小蛋白质，例如 P 物质调节血管张力和血管通透性[16]。

　　讨论正畸牙移动时，炎症标志物因其在破骨细胞生成中的重要作用而被强调。请记住，破骨细胞活化是正畸牙齿移动的第一步和限速步骤。没有趋化因子和炎性细胞因子诱导破骨细胞形成和激活，牙齿将不能移动。因此，让我们将注意力转向正畸治疗中炎症介质通过何种机制影响这一关键步骤。

1.3.3　炎症介质调控破骨细胞形成

正如前面所讨论的，破骨细胞是多核巨细胞，来自造血干细胞中的单核巨噬细胞系。破骨细胞的功能是特异性吸收骨。细胞募集到压力区后，单核巨噬细胞前体细胞开始分化为破骨细胞。受正畸力的细胞分泌细胞因子进入细胞外环境，然后因子结合到前体细胞受体上，触发破骨细胞的形成和激活。例如，TNF-α 和 IL-1 分别与其受体 TNFR Ⅱ[17] 和 IL-1R[18] 结合，直接刺激前体细胞形成破骨细胞并活化（图 1.2）。此外，IL-1 和 IL-6[19] 间接刺激局部细胞或炎性细胞表达巨噬细胞集落刺激因子（M-CSF）和 RANKL，因子通过与破骨前体细胞表面的 c-Fms 和 RANK 受体结合，从而引起细胞与细胞之间的相互作用（图 1.2）。

RANKL 是一种有效的破骨细胞活化因子。因此，炎症介质通过增强 RANKL 表达而增强破骨细胞形成也就不足为奇。基质细胞释放的 PGs，特别是 PGE_2 在介导正畸牙移动中的作用已经被广泛研究[20]。如前所述，局部细胞可响应正畸力直接产生 PGs 或作为细胞因子（如 TNF-α ）的下游靶标间接地产生 PGs。如预期的那样，RANK-RANKL 这种强效炎症介质通路受到严密调控。局部细胞通常通过产生 RANKL 假受体骨保护素（OPG）[21]，下调 RANK-RANKL 诱导的破骨细胞形成。因此，必须降低压力区 OPG 水平以使牙齿能够移动。

1.3.4　细胞因子抑制和牙移动

细胞因子在控制牙移动速度方面的重要性可以从阻遏其作用的一些研究中得到体现。注射 IL-1 受体拮抗剂或 TNF-α 受体拮抗剂（sTNF-α-RI）使牙移动速度降低 50%[22-25]。同样，TNF Ⅱ型受体缺陷小鼠的牙齿移动较野生型小鼠减少[26]。趋化因子受体 2（趋化因子配体 2 受体）或趋化因子配体 3 缺乏的动物表现为显著的正畸牙移动减慢和破骨细胞数量减少[27]。同样，非甾体抗炎药（NSAIDs）抑制 PG 合成，降低牙齿移动的速度[28-29]。抑制花生四烯酸的其他衍生物（如白三烯），也明显降低牙齿移动速度[30]。

1.3.5　生物反应达到饱和

总之，炎症标志物通过控制破骨细胞形成和骨吸收，在正畸牙齿移动中起关键作用，对炎症的研究有力地支持了这一结论。理论上，增加正畸力的大小会引起一系列炎性标志物的表达增加和破骨细胞的产生增加，从而加速牙移动。令人惊讶的是，研究人员就牙移动生物学的争论主要围绕着力的大小和牙移动速度之间的关系。一些研究表明，更大的力量不能提高牙移动度[31-32]，而另一些人则持相反的观点[33]。这种争论是因为不恰当地将牙齿移动距离等同于任何给定的力量范围内牙齿移动的速度。虽然牙移动确实是对力的一种预期的生物反应结果，但它并不精确地表明力的大小和调节牙齿移动速度的生物反应程度之间的关系。

影响牙齿移动量的因素有很多与力大小无关。内在因素，如根的形状和牙槽骨密度的差异；外在因素，如咬合力、咀嚼习惯或正畸矫治器的力学设计的局限性。很难在人群中准确地评估这些变量，因为需要大量具有相似解剖特征、年龄、性别和错殆类型的受试者。依据研究的持续时间，这些限制在动物模型中更容易控制，但仅测量牙齿移动量以代表不同力值的作用结果，这样仍然会产生相互矛盾的结果，因为生物反应在牙齿移动的各个阶段都不同。不同的研究者可能会捕捉到这种生物反应的不同阶段，得出不代表完整过程的错误结论。

由于上面提到的生物学和实验设计的局限性，研究具有相似遗传背景的大鼠对不同力量的生物学反应更合乎逻辑，在研究力值对牙移动效率的影响时，使用分子和细胞水平的变化，而不是比较牙齿移动距离的大小作为研究的结果。有关这种方法的最新的研究表明增加正畸力值能增加炎症标记物水平，促进破骨细胞募集和形成，加快牙槽骨吸收和牙齿移动速度。出乎意料的是，这些研究表明，当力值超过某个水平以上时，将无法再刺激产生任何生物学反应[34]。因此，正畸力产生的细胞因子释放有一个上限，正畸力引起的破骨细胞活性具有饱和点（图1.3）。饱和点可能随牙齿的类型、患者的解剖、骨密度和治疗时间而变化，但是这种变异是有限的，因此，牙齿移动的速度通常是可预测的。增加力的大小并不能克服这个限制，任何可以增加该区域破骨细胞数量的方法可能符合加强生物学反应的要求。

1.4 正畸牙移动合成代谢阶段

成骨细胞激活

紧接着刚才讨论的牙齿移动的分解代谢阶段之后，我们将讨论使骨与相邻结构保持新的形态关系的合成代谢阶段。重要的是，合成代谢阶段必须同时涉及骨小梁和皮质骨。然而，启动合成代谢阶段的分子机制尚不清楚。

与牙齿移动方向相反的牙槽骨受到拉应力。类似于破骨细胞在压力侧激活，不能否认，成骨细胞在张力侧激活。但是为什么张力侧成骨细胞激活呢？有人认为，这些区域的成骨细胞激活仅仅是对张应力的反应。然而，许多观测数据违背这一观点。尽管一些体外实验已表明张应力激活成骨细胞[35]，仍这没有得到体内研究支持。针对长骨和牙槽骨的实验表明生理状态下，成骨细胞活化需要具有特定频率和加速度的间歇力[6, 36-37]。因此，静态张力如正畸力的应用不能解释张力侧的

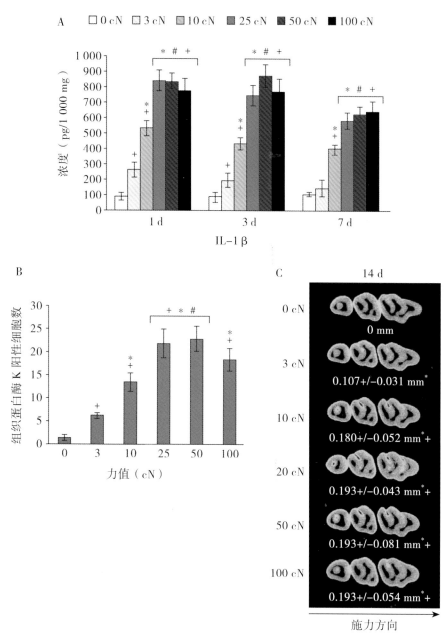

图 1.3　随着正畸力值的增大，生物反应达到饱和。大鼠上颌磨牙受到不同大小的力（0~100 cN），收集单侧上颌骨，分析不同时间点的变化。A. 用酶联免疫法检测加力后 1d、3d 和 7d 时 IL-1β 的表达。结果表示每 100 毫克组织中 IL-1β（pg）的表达有显著差异，以平均值 ± 标准误的形式表示（+ 表示同一时间点，加力组和不加力组具有显著差异；* 表示同一时间点，加力组和 3 cN 加力组具有显著差异；# 表示同一时间点，加力组和 10cN 加力组具有显著差异）。B. 正畸加力 7d 后，牙周膜和上颌近中腭根的牙槽骨中破骨细胞的平均值。各组免疫组化染色中组织蛋白酶 K 阳性的细胞（褐色）被判定为破骨细胞。5 只动物的平均值 ± 标准差代表每组的结果（+ 表示同一时间点，加力组和不加力组具有显著差异；* 表示同一时间点，加力组和 3 cN 加力组具有显著差异；# 表示同一时间点，加力组和 10cN 加力组具有显著差异）。C. 正畸加力 14d 后，对照组和各加力组上颌右侧磨牙 Micro-CT。5 只动物第一和第二磨牙之间距离的平均值 ± 标准差代表每组的结果（* 表示加力组和不加力组具有显著差异；+ 表示，加力组和 3 cN 加力组具有显著差异）

骨形成。此外，长骨在静态拉伸力作用下发生骨吸收而非形成[38]。有趣的是，高频和加速度的张力和压力一样促进成骨[5, 39]。因此，正畸牙移动的合成代谢阶段必须由其他因素解释。为解决这些矛盾，牙移动的双相理论应运而生。

1.5　牙移动的双相理论

正如上文所详述的，牙移动的生物学现象是由骨细胞、破骨细胞和成骨细胞在正畸力的作用下紧密协作产生的。具体地说，证据表明，正畸力先分解、后合成牙槽骨。总之，关于牙移动的研究数据形成了牙移动的双相理论，不仅更全面地解释了正畸治疗的生物学反应，也指导研究人员开发加速、有效和安全的正畸疗法。

牙移动生物学：对现有数据的反思

牙移动生物学的经典理论有三大支柱：

1. 压应力刺激破骨细胞形成和激活，张应力激活成骨细胞，因此，破骨细压力侧较多而成骨细胞张力侧较多。

2. 分解代谢和合成代谢的反应相互独立地发生于牙周膜的两侧。

3. 虽然分解代谢和合成代谢是独立的两个阶段，但同时发生，因为压力和张力是同时产生的。

虽然这些原则仍然是当前观点的基础，但仅部分正确。施力早期阶段的组织学切片证明张力侧和压力侧均有破骨细胞激活，提示张力和压力都会损伤牙周膜（图 1.4A）。这也明确表明破骨细胞形成不限于压力侧。在移动牙周围的牙槽骨的 uCT 扫描中可以清楚地观察到，牙齿周围的射线可透性均增加，不仅在压力侧（图 1.4 B）。

骨吸收和骨形成严格地位于压力区和张力区的假设也是不合逻辑的。如果张力只是形成骨而不引起骨破坏，那么随着牙移动，承受张力侧的牙槽骨将随着牙移动变厚（实际上是荒谬的）。同样，如果压力只引起骨吸收，受压侧的牙槽骨将完全被吸收。实际上，这两者都没有发生过，说明无论特定的位点实际上受到的是何种类型的力量，分解代谢和合成代谢均存在于围绕牙齿的牙槽骨中，这保证了在整个正畸治疗的过程中牙槽骨的完整性。

虽然分解代谢和合成代谢阶段发生在牙齿各个位置，但是它们不会同时发生。牙移动早期破骨细胞标志物高表达，牙移动的后期成骨标记物升高（图 1.4C），表明合成代谢的发生延迟于分解阶段。如果合成代谢直接由张应力引起，那么成骨细胞的激活、骨形成以及骨吸收的标记物将同时出现，不存在延迟。更进一步，

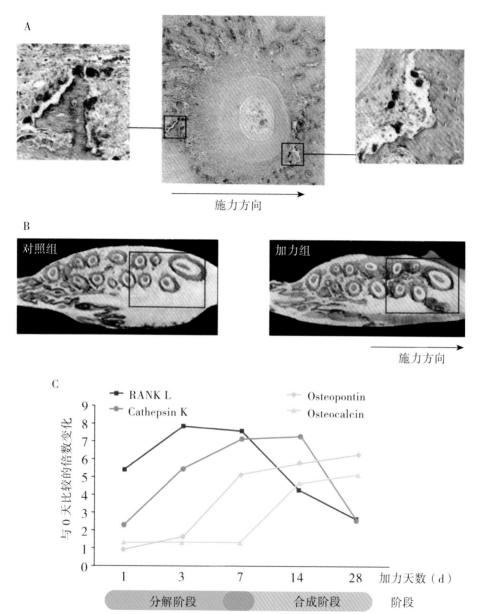

图 1.4　支持牙齿运动的双相理论的证据。施加 25 cN 正畸力近中移动第一磨牙，收集不同时间点的大鼠单侧上颌骨。对照组不施加正畸力。A. 加力 3d 组，抗酒石酸酸性磷酸酶的免疫组织化学染色。红色的破骨细胞为在移动的牙根的压力侧和张力侧均存在。B. 对照组（C）和加力组（O）右上磨牙 Micro-CT 图像。加力 14d 组表现为移动的第一磨牙周围有明显的骨质疏松（红色矩形区域）。C~E. 逆转录聚合酶链反应研究加力不同时间组单侧上颌磨牙中破骨指标（RANKL、Cathepsin K）和成骨指标（osteocalcin、osteopontin）。正畸加力组较对照组的表达成倍增加，用平均值 ± 标准差代表每组的结果。C. 加力 3d 组 RANKL 和 Cathepsin K 表达有显著差异，加力 7d 和 14d 组分别是 osteopontin 及 osteocalcin 表达有显著差异，说明牙移动过程中分解阶段在合成阶段之前发生。D、E. 逆转录聚合酶链反应研究饮水中加了抗炎药物的加力组（Ortho + AI）和单纯加力组（ortho）上颌骨变化（＊表示具有显著差异）。Cathepsin K：组织蛋白酶 K 阳性细胞数；Osteopontin：骨桥蛋白；Osteocalcin：骨钙素

给予抗炎因子时（破骨形成减少），成骨标志物的表达也显著下降，即成骨减少。（图1.4D，E）。

根据这些研究，能推论出牙移动的生物学反应过程包括两个明确分离的阶段，但这两个阶段发生的位置不是特定的。实际上，这与当前正畸牙移动概念的三大支柱背道而驰，压应力和张应力都能损伤牙周膜，同时刺激周边破骨细胞的形成（图1.5B）。牙齿沿正畸加力方向移动到破骨细胞活性所创造的间隙中，破骨细胞的形成沿着牙移动的方向进展。分解阶段之后是合成阶段，成骨细胞在这个阶段被激活而取代骨缺损，在周边创造成骨范围（图1.5C）。破骨细胞区是激活成骨细胞区的先决条件。需要注意的是，鉴于我们假设破骨阶段和成骨阶段具有严格的时间先后顺序，组织学切片的结果表明这两个阶段是独立的，这似乎与的假设相反。但是记住，组织切片是不可信的，因为它们代表静态情况，无法描述动态变化。

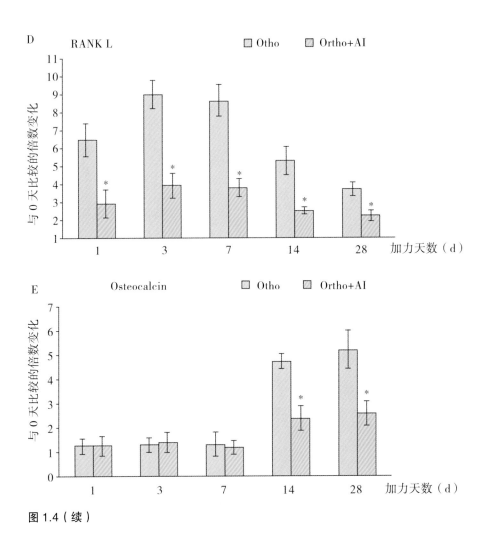

图1.4（续）

相反，骨吸收和骨形成标志物明显支持假设。

牙移动双相理论中，破骨细胞在成骨细胞的激活中发挥重要作用。这与大量的研究表明破骨细胞是成骨细胞的主要调节因子是一致的[40]。健康个体破骨细胞活化与成骨细胞激活紧密结合。这种作用可以通过不同途径实现：①破骨细胞释放旁分泌因子，直接招募和激活成骨细胞；②破骨细胞通过直接的细胞－细胞互

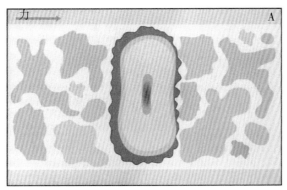

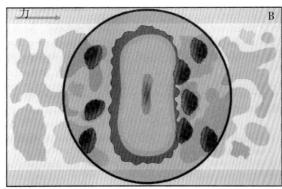

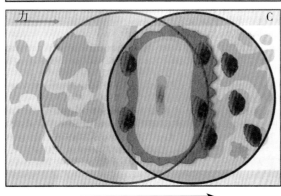

牙移动方向

图 1.5 牙移动双相理论图示。牙移动的生物学反应包括两个独立的阶段。加力后（A），牙齿移位引起的压力和张力都引起牙周膜的损伤，刺激周围破骨细胞的形成（B）。一旦牙齿沿正畸力方向移动到破骨活动产生的间隙中，在大致和破骨发生位置相同的区域产生一个成骨区（C）。最终的结果是牙齿沿着正畸力的方向移动

作激活成骨细胞；③破骨细胞引起的骨吸收暴露骨基质蛋白，间接吸引和激活成骨细胞（图 1.6）。虽然这些途径本质不同，但它们确实有一个重要的特征即破骨总是在成骨之前。这种顺序见于破骨细胞被激活的任何情况，不仅局限于牙移动，在锥形缺损改建中这种现象最常见，锥形缺损顶部充满破骨细胞，底部充满成骨细胞。通过利用这种可重复和可预测的顺序过程，我们可以增加正畸治疗中骨小梁和骨皮质的合成代谢。这种现象和双相单元的概念将在第 5 章讨论。

（王珈璐　孙　莲　译，张卫兵校）

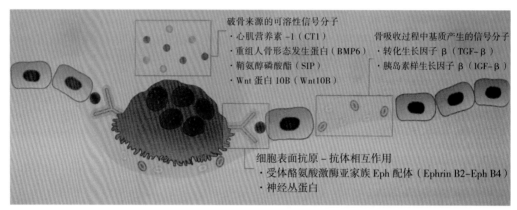

图 1.6　破骨细胞活性与成骨细胞活性偶联。正畸牙移动过程中分解代谢（破骨细胞活性）与合成代谢（成骨活性）的偶联作用可以通过不同的途径发生：破骨细胞衍生的信号通过旁分泌方式（如 BMP6 或 Wnt10b）、细胞间的直接相互作用（如 Ephrin B2-Eph B4）和骨吸收过程中从基质中释放的生长因子（如 TGF-β 和 IGF-1）发挥作用

参考文献

[1] Mosley JR, March BM, Lynch J, et al. Strain magnitude related changes in whole bone architecture in growing rats. Bone, 1997, 20(3):191–198.

[2] O'Connor JA, Lanyon LE, MacFie H. The influence of strain rate on adaptive bone remodelling. J Biomech, 1982, 15(10):767–781.

[3] Rubin CT, Lanyon LE. Kappa Delta Award paper. Osteoregulatory nature of mechanical stimuli: function as a determinant for adaptive remodeling in bone. J Orthop Res, 1987, 5(2):300–310.

[4] Qin YX, Kaplan T, Saldanha A, et al. Fluid pressure gradients, arising from oscillations in intramedullary pressure, is correlated with the formation of bone and inhibition of intracortical porosity. J Biomech, 2003, 36(10):1427–1437.

[5] Rubin CT, Lanyon LE. Regulation of bone formation by applied dynamic loads. J Bone Joint Surg Am, 1984, 66(3):397–402.

[6] Alikhani M, Khoo E, Alyami B, et al. Osteogenic effect of high-frequency acceleration on alveolar bone. J Dent Res, 2012, 91(4):413–419.

[7] Verna C, Dalstra M, Lee TC, et al. Microdamage in porcine alveolar bone due to functional and orthodontic loading. Eur J Morphol, 2005, 42(1–2):3–11.

[8] Alikhani M, Alansari S, Sangsuwon C, et al. Biological mechanisms to accelerate tooth movement. 1. 1st ed. Elsevier, Academic Press, Boston, 2015: 787–798.

[9] Taddei SR, Andrade Jr I, Queiroz-Junior CM, et al. Role of CCR2 in orthodontic tooth movement. Am J Orthod Dentofac Orthop, 2012, 141(2):153–160.

[10] de Albuquerque Taddei SR, Queiroz-Junior CM, Moura AP, et al. The effect of CCL3 and CCR1 in bone remodeling induced by mechanical loading during orthodontic tooth movement in mice. Bone, 2013, 52(1):259–267.

[11] Andrade Jr I, Taddei SRA, Garlet GP, et al. CCR5 down-regulates osteoclast function in orthodontic tooth movement. J Dent Res, 2009, 88(11):1037–1041.

[12] Garlet TP, Coelho U, Silva JS, et al. Cytokine expression pattern in compression and tension sides of the periodontal ligament during orthodontic tooth movement in humans. Eur J Oral Sci, 2007, 115(5):355–362.

[13] Perkins DJ, Kniss DA. Tumor necrosis factor-alpha promotes sustained cyclooxygenase-2 expression: attenuation by dexamethasone and NSAIDs. Prostaglandins, 1997, 54(4):727–43.

[14] Dubois RN, Abramson SB, Crofford L, et al. Cyclo-oxygenase in biology and disease. FASEB J, 1998, 12(12):1063–1073.

[15] Ricciotti E, FitzGerald GA. Prostaglandins and inflammation. Arterioscler Thromb Vasc Biol, 2011, 31(5):986–1000.

[16] Lundy FT, Linden GJ. Neuropeptides and neurogenic mechanisms in oral and periodontal inflammation. Crit Rev Oral Biol Med, 2004, 15(2):82–98.

[17] Fuller K, Kirstein B, Chambers TJ. Murine osteoclast formation and function: differential regulation by humoral agents. Endocrinology, 2006, 147(4):1979–1985.

[18] Jimi E, Ikebe T, Takahashi N, et al. Interleukin-1 alpha activates an NF-kappaB-like factor in osteoclast-like cells. J Biol Chem, 1996, 271(9):4605–4608.

[19] O'Brien CA, Gubrij I, Lin SC, et al. STAT3 activation in stromal/ osteoblastic cells is required for induction of the receptor activator of NF-kappaB ligand and stimulation of osteoclas-togenesis by gp130-utilizing cytokines or interleukin-1 but not 1,25-dihydroxyvitamin D3 or parathyroid hormone. J Biol Chem, 1999, 274(27): 19301–19308.

[20] Suzawa T, Miyaura C, Inada M, et al. The role of prosta-glandin E receptor subtypes (EP1, EP2, EP3, and EP4) in bone resorption: an analysis using specific agonists for the respective EPs. Endocrinology, 2000, 141(4):1554–1559.

[21] Yasuda H, Shima N, Nakagawa N, et al. Osteoclast differentiation factor is a ligand for osteoprotegerin/osteoclastogenesis-inhibitory factor and is identical to TRANCE/RANKL. Proc Natl Acad Sci U S A, 1998, 95(7):3597–3602.

[22] Iwasaki LR, Haack JE, Nickel JC, et al. Human interleukin-1 beta and interleukin-1 receptor antagonist secretion and velocity of tooth movement. Arch Oral Biol, 2001, 46(2):185–189.

[23] Kesavalu L, Chandrasekar B, Ebersole JL. In vivo induction of proinflammatory cytokines in mouse tissue by Porphyromonas gingivalis and Actinobacillus actinomycetemcomitans. Oral Microbiol Immunol, 2002, 17(3):177–180.

[24] Jager A, Zhang D, Kawarizadeh A, et al. Soluble cytokine receptor treatment in experimental orthodontic tooth movement in the rat. Eur J Orthod, 2005, 27(1):1–11.

[25] Andrade Jr I, Silva TA, Silva GA, et al. The role of tumor necrosis factor receptor type 1 in orthodontic tooth movement. J Dent Res, 2007, 86(11):1089–1094.

[26] Yoshimatsu M, Shibata Y, Kitaura H, et al. Experimental model of tooth movement by orthodontic force in mice and its application to tumor necrosis factor receptor-deficient mice. J Bone Miner Metab, 2006, 24(1):20–27.

[27] DeLaurier A, Allen S, deFlandre C, et al. Cytokine expression in feline osteoclastic resorptive lesions. J Comp Pathol, 2002,127(2–3):169–177.

[28] Chumbley AB, Tuncay OC. The effect of indomethacin (an aspirin-like drug) on the rate of orthodontic tooth movement. Am J Orthod, 1986, 89(4):312–314.

[29] Knop LA, Shintcovsk RL, Retamoso LB, et al. Non-steroidal and steroidal antiinflammatory use in the context of orthodontic movement. Eur J Orthod, 2012, 34(5):531–535.

[30] Mohammed AH, Tatakis DN, Dziak R. Leukotrienes in orthodontic tooth movement. Am J Orthod Dentofac Orthop, 1989, 95(3):231–237.

[31] Quinn RS, Yoshikawa DK. A reassessment of force magnitude in orthodontics. Am J Orthod, 1985, 88(3):252–260.

[32] Ren Y, Maltha JC, Van't Hof MA, et al. Optimum force magnitude for orthodontic tooth movement: a mathematic model. Am J Orthod Dentofac Orthop, 2004, 125(1):71–77.

[33] Yee JA, Turk T, Elekdag-Turk S, et al. Rate of tooth movement under heavy and light continuous orthodontic forces. Am J Orthod Dentofacial Orthop, 2009, 136(2):150. e1–9, discussion –1.

[34] Alikhani M, Alyami B, Lee IS, et al. Biological saturation point during orthodontic tooth movement. Orthod Craniofacial Res, 2015, 18(1):8–17.

[35] Ikegame M, Ishibashi O, Yoshizawa T, et al. Tensile stress induces bone morphogenetic protein 4 in preosteoblastic and fibroblastic cells, which later differentiate into osteoblasts leading to osteogenesis in the mouse calvariae in organ culture. J Bone Miner Res, 2001,16(1):24–32.

[36] Rubin C, Turner AS, Bain S, et al. Anabolism. Low mechanical signals strengthen long bones. Nature, 2001, 412(6847):603–604.

[37] Garman R, Rubin C, Judex S. Small oscillatory accelerations, independent of matrix deformations, increase osteoblast activity and enhance bone morphology. PLoS One, 2007, 2(7):e653.

[38] Bassett CA. Biologic significance of piezoelectricity. Calcif Tissue Res, 1968, 1(4):252–272.

[39] Hert J, Liskova M, Landrgot B. Influence of the long-term, continuous bending on the bone. An experimental study on the tibia of the rabbit. Folia Morphol (Praha), 1969, 17(4):389–399.

[40] Matsuo K, Irie N. Osteoclast-osteoblast communication. Arch Biochem Biophys, 2008, 473(2):201–209.

第2章
加速牙移动的不同方法

Cristina C. Teixeira, Edmund Khoo, Mani Alikhani

内容摘要

C.C. Teixeira (✉)
Department of Orthodontics, New York University College of Dentistry, New York, NY, USA
Consortium for Translational Orthodontic Research, Hoboken, NJ, USA
e-mail: cristina.teixeira@nyu.edu

E. Khoo
Department of Orthodontics, New York University College of Dentistry, New York, NY, USA

M. Alikhani
Consortium for Translational Orthodontic Research, Hoboken, NJ, USA
Department of Biology, Harvard School of Dental Medicine, Boston, MA, USA
Department of Applied Oral Sciences, The Forsyth Institute, Cambridge, MA, USA

2.1 引　言

随着患者（尤其是成人患者）对快速正畸治疗需求的增加，该领域内的研究者们致力于研究加速牙移动，希望在加速正畸牙齿移动的同时维持治疗效果。研究者们对加快移动速度方法的选择依赖于他们对牙齿移动生理学基础的解读。有的学者会选择放大机体对正畸力的反应，他们要么会增加炎症因子的释放（如果他们认为牙周的炎症反应和骨组织是控制牙齿移动速度的关键因素），要么会选择机械力刺激（如果他们认为正畸牙齿移动是对机械力刺激的直接生理反应）。其他的学者可能不会模拟机体对正畸力的反应而是选择人为地增加破骨细胞的数量。这些方法包括应用不同的化学因子进行局部或全身性诱导或应用物理刺激来增加破骨细胞数量而不依赖于正畸力。需要强调的是，尽管对骨吸收和牙齿移动级联反应的初始启动因素存在分歧，但所有理论都支持破骨细胞活性是控制正畸牙齿移动速度的主要因素。

2.2 提高牙齿移动速度的人为刺激因素

2.2.1 化学药物

如果骨吸收是控制牙齿移动速度的关键因素，那么任何能增加骨代谢的药物都能提高牙齿移动速度。基于这一点，甲状旁腺激素、甲状腺素、松弛素、维生素 D3、糖皮质激素、骨钙素的应用效果已被证实。

2.2.1.1 甲状旁腺激素

甲状旁腺激素（PTH）是由甲状腺自然分泌，并通过刺激骨吸收来提高血液中钙浓度。由于牙齿的移动取决于移动方向上的骨吸收，因此已有研究证明可以通过提高 PTH 水平来加速牙移动。虽然这些研究有肯定的结果并在动物模型上加速了牙齿的移动，但是，通过外源性 PTH 加速牙齿移动似乎具有剂量依赖性，外源性 PTH 可以通过全身注射[1]，或者每隔一天局部使用缓释剂[2]。需要注意的是，虽然 PTH 水平的持续升高会导致骨吸收，但是激素水平短时间内间歇性的升高可能与骨合成代谢造成双向作用[3]，具体细节详见第 5 章。

2.2.1.2 其他激素

其他能加快牙齿移动速度的药物还有甲状腺激素（甲状腺素）。甲状腺素能影响肠道钙吸收；因此，它能间接参与骨代谢以及诱导骨质疏松。已经证实，外源性甲状腺素可以提高牙齿移动速度[4]，这可能与骨吸收的增加有关。

最近，松弛素已被用于大鼠体内来提高牙齿移动速度。松弛素能降解结缔组织间的组织结构，从而快速分离相邻骨组织的连接。但遗憾的是，这些研究并没有发现明显的牙齿加速移动[5]。

另外，其他能预防骨吸收的激素如降钙素或雌激素也被证实可用于降低牙齿移动速度[6]。

2.2.1.3　维生素 D3

维生素 D3（1，25- 二羟胆钙化醇）作为另一种能影响骨改建的激素，其对于加速牙移动的作用也已被研究。维生素 D3 通过促进钙磷的肠吸收和肾脏的重吸收来调节血清中的钙磷水平。此外，维生素 D3 能促进骨沉积和抑制 PTH 的释放。基于这一机制，维生素 D3 被认为是降低牙齿移动速度的。但事实相反，研究证明，局部注射维生素 D3 能加快牙齿移动速度[7-8]。这可能与维生素 D3 能促进注射区域细胞 RANKL 的表达从而激活破骨细胞有关[9]。

2.2.1.4　骨钙素和糖皮质激素

在大鼠牙齿移动模型中，局部注射骨钙素（一种骨基质成分），胃钙素通过募集了大量的破骨细胞而加快移动[10]。

糖皮质激素对于牙齿移动的影响也已被研究。尽管糖皮质激素的抗炎作用能降低牙齿移动速度，但是在细胞因子如 IL-6 存在的情况下，它们可以诱导破骨细胞形成并引起骨质疏松[11]。糖皮质激素对牙齿移动速度的影响可以根据其剂量以及其在细胞因子表达前（诱导期）还是表达后服用而变化。因此，一些研究表明糖皮质激素可以提高牙齿移动速度[12]，但仍有一些报道并无变化[13-14]。

2.2.1.5　局限性

化学药物加速牙齿移动仍存在一些问题。首先，所有的化学药物在临床应用阶段都会有全身性影响的安全问题。其次，大多数药物的半衰期很短。因此，多种药物的联合应用是必须的，但这在临床正畸治疗中是不切实际的。另外，给药途径如何让药物仅分布在压力侧牙槽骨仍是一个挑战。药物的不均匀分布会改变骨吸收模式而改变牙齿移动的生物力学。

2.2.2　物理刺激

2.2.2.1　机械刺激

目前提出的一种加速牙移动的方法是把高频低幅的力（振动）施加到正畸力移动的牙齿上。该假说最主要的设想是骨组织是正畸力直接施加对象，所以合适的机械刺激可以提高牙齿移动速度。尽管在适当的情况下这种刺激是有效的，但是支持这种方法的前提并不正确。正如前面所讨论的，牙齿移动是骨细胞对机械刺激的直接反应这一假说是错误的，所以基于骨细胞活性尤其是成骨细胞来选择合适的机械力便是错误的方法。按照这样的生物学原理，振动和正畸力永远无法移动根骨粘连的牙齿。另外，所有涉及长骨和牙槽骨的研究[15]都表明随着骨密度的增加，振动产生的成骨作用并不发生任何骨吸收，所以从逻辑上来说振动应该是减慢而不是加快牙齿移动速度。

尽管并没有证据表明振动对牙齿移动速度的影响[16]，但是在正畸移动中运用高频低幅力有可能刺激其他途径，且这一途径远不同于对骨的直接作用。如果这是真的，那么机械刺激的频率依赖性将成为疑点，而且这个领域的文献不应该被用来证明牙齿移动中应用振动的合理性。

2.2.2.2   热量、光照、电流、磁场和激光

早期有关正畸牙移动的研究[17]表明应用热量和光照可以加快牙齿移动。同样，较长时间暴露于光照的动物实验也表明牙齿移动速度有所增加[18]。然而，这种速度增加的幅度要么很小，要么可以通过刺激造成的全身性影响来解释，而不一定是局部作用。

微电流也被建议用来提高牙齿移动速度。虽然一些研究中表明微电流并不影响牙齿移动[19]，但也有一部分研究报道其能明显提高牙齿移动速度[20]。同样，对于静磁场的研究也出现了不同的结果，有研究表明静磁场可以加快牙齿移动[21]，但也有研究报道牙齿移动速度并无变化[22]。

基于压电理论，一些学者提出使用脉冲电磁场来加速牙齿移动[23]。的确，正畸牙移动的动物实验中使用脉冲电磁场加快了牙齿移动[24]。然而，介导这种效应的机制尚不明了，而且研究也未涉及炎症和破骨细胞活性。

2.2.2.3   低能级激光治疗

目前越来越多的人开始关注低能级激光治疗（LLLT）对牙齿移动速度的影响。LLLT 是一种运用低能级激光或是发光二极管来改变细胞功能的治疗方法。LLLT 在主流医学上尚存在争议，人们也一直在研究 LLLT 是否有明确的作用。同样存在争议的还有使用剂量、波长、时间、脉冲和疗程[25]。似乎只有特定波长的 LLLT 能起作用[26]，同时低剂量的 LLLT 治疗似乎并无效果[27]。

总体来说，LLLT 的作用机制尚不清楚，而且有的是与正畸牙移动所需机制相悖。例如，LLLT 可以通过剂量依赖性降低 PEG2、IL-1 和 TNF-α 水平，减少炎性细胞如嗜中性粒细胞的聚集，降低氧化应激和水肿从而减轻炎症相关的疼痛[28]。由于 LLLT 具有抗炎和成骨作用[29]，所以它在提高牙齿移动速度的应用方面存在争议。尽管有一些研究表明 LLLT 能提高牙齿移动速度[30]，但也有研究未发现其存在任何影响[31]。LLLT 的抗炎作用会延缓牙齿移动，同时它的增殖效应有助于增加成骨细胞数量。另一方面，有研究表明，在正畸牙齿移动中应用 LLLT 时，观察到破

骨细胞数量增加[32]，但学者们认为这并不能通过激光的增殖作用来解释，因为破骨细胞来源于骨前体细胞而非成熟破骨细胞的增殖。因此，激光治疗加速正畸牙移动方面有待进一步研究。

2.2.2.4　局限性

遗憾的是，任何应用物理刺激来加快牙齿移动速度的方法都缺乏有效的证据、作用机制不明确，而且是不切实际的。另外，这些方法加快牙齿移动速度的幅度并不明显，这与临床相关而且说明它们在日常正畸治疗中的应用是可行的。尽管这些方法存在一些缺陷，但基于可靠的生物学原理，这一领域在创新方面仍有很大潜力。

2.3　提高牙齿移动速度的自然刺激途径

正如第 1 章所述，正畸力诱导无菌性炎症反应[33-34]，在此期间许多细胞因子和趋化因子被激活并在破骨细胞生成中发挥重要作用。假定增加这些因子的活性可以显著提高牙齿移动速度是合理的。引起该区域的创伤是一种刺激炎症因子和趋化因子释放的方法。文献报道中引起不同程度创伤的方法均影响了牙齿移动速度。这些方法包括骨皮质切开术、超声骨刀切开技术和骨微穿孔术。这些干预措施的有效性可归因于正畸牙齿移动中炎症和破骨细胞的产生。虽然这与生物激活途径类似，但这些方法在组织创伤程度，侵袭力方面不同，因此会伴有不同的并发症、疼痛以及与之相关的不适感。最重要的一点是，并不是所有的方法都易于操作和便于重复，这就要求正畸医生将加速效果纳入到每个患者治疗的生物学设计和支抗需求中。

2.3.1　骨皮质切开术

骨皮质切开术更具侵袭性和创伤性。该技术建议通过大规模的牙龈组织翻瓣暴露牙槽骨，然后用高速旋转手机在牙根之间行多个深部切口以及穿过骨皮质和骨小梁的穿孔[35]。由于骨损伤严重，该手术会产生大量炎症反应。因此，骨皮质切开术能加速大鼠动物模型上的牙齿移动这一点并不令人惊讶[36]。细胞因子活化的预期水平是其他同类技术中最高的，这有利于轻中度拥挤仅需简单排齐整平机制的病例。当不需要复杂机制时仅靠细丝就可以实现。虽然有支持这一技术的临床报道病例，但值得关注的是，即使最初的生物学反应可能是有利的，但是该技术存在一些明显的并发症：

1. 该技术的破坏性和侵袭性使患者难以接受在治疗的不同阶段重复应用。

2. 对于患者和临床医生而言是性价比最低的选择。

3. 耗时长，需要最长时间恢复。

4. 由于该方法具有侵袭性，很难将其纳入治疗的不同阶段，这将导致治疗目标的改变。因此，骨皮质切开术对于常规正畸治疗并不实用，因为不同的治疗阶段需要移动不同的牙齿。

5. 如果运用不当会危及支抗。

6. 这种方法会产生巨大的分解代谢作用，可能会超出该应用阶段本身所需。也会对健康骨组织和周围结构产生不必要的创伤。关于正畸治疗期间基于创伤刺激的分解代谢作用的需求和应用的更多细节将在第 4 章中讨论。

7. 紧接着产生的合成代谢作用与分解作用一样巨大，这会促进骨形成，从而阻断随后治疗阶段中牙齿的移动。更多的细节将在第 5 章中解释。

2.3.2　超声骨刀切开技术

该方法与骨皮质切开术相比具有更小的侵袭性。它用解剖刀在要移动的牙齿近远中软组织做一垂直切口，再用超声压电刀片沿着软组织切口下的骨组织做一线性切口。根据切口数目和位置，该方法可造成一定的创伤并引起炎症。最近的动物研究表明牙根周围牙槽骨数量显著减少，当正畸力与该方法联合应用时，破骨细胞活性增加，但并未评估牙齿移动[37]。

与骨皮质切开术类似，这种方法需要牙周医生或是口腔外科医生等正畸医生以外的专家干预，这会增加患者成本，并且需要在炎症消退后重复运用来满足持续的加速移动。由于这些原因，在患者和临床医生的常规正畸治疗中超声骨刀切开技术并不实用。

2.3.3　骨微穿孔术：一种创伤小、效率高的新技术

第三种方法的确立是通过研究引起炎症反应所需的最小的骨创伤，并能克服正畸力的生物学饱和点，因此可以在加速牙齿移动的同时不损害周围支持牙槽骨[38]。

这种方法由小而浅的骨穿孔组成，可由正畸医生安全地在颊舌侧骨皮质表面实施，副作用小，无明显疼痛或不适。这种方法不需要软组织翻瓣或是任何附加的切口。

动物和人体研究表明，在移动牙齿周围应用少量较浅的骨穿孔会导致明显的炎症、骨细胞活化、骨重建和显著的牙齿移动，具体将在下一章详细讨论。

2.4　加速牙移动的临床证据

既然我们从科学理论和作用机制方面回顾了当前加速牙移动的技术，那么不妨也从患者角度讨论所提出的问题。对于正畸患来说重要的是，要了解辅助手术的创伤程度、疗效、并发症和费用。如果该手术需要另一个医疗服务者并付出额外的费用和耗时的话，那么这些问题也应在患者考虑之中。

关于上述干预措施的随机临床试验并不多。事实上，考虑到这些方法的高额利益，这些证据水平是可变的，大多是低到中等水平。当使用 Cochrane 合作网偏倚风险工具 [39] 评估 2010—2015 年发表的关于加速牙移动的非化学方法的随机分组和随机临床对照试验（表 2.1，表 2.2）时，发现了几种潜在的偏倚来源，18 项研究中只有 5 项的偏倚风险低，高质量研究结果如下。

临床证据水平

表 2.1 和表 2.2 总结了加速牙移动技术临床研究的证据水平。根据方法造成的侵创伤程度将研究分为有创性、中等创伤、微创或是无创性。正畸患者选择缩短治疗疗程的方法时创伤性是最重要的考虑因素之一。低到中等质量的证据表明骨皮质切开术可以加速牙齿移动 [40-44]，分别有中到高质量的证据表明超声骨刀切开技术 [45] 和微创骨穿孔术 [46] 能加速牙齿移动速度。总体而言，中等质量的证据表明，振动 [47-49] 可能对牙齿排齐的速度无影响，但是会提高尖牙内收速度。高质量证据表明脉冲电磁场有可能加快牙齿移动速度；但是，这种效果不明显而且仅有一项研究报道。有低到高质量的证据表明，低能级激光治疗能适度加快牙齿移动速度，但至少有两项研究显示无影响 [30, 50]。但是，研究中并没有将激光使用频率和波长标准化，而且这对干预的有效性是否有影响也未说明。

尽管动物学牙齿移动实验一直致力于机制和生物学研究来支持这些方法，但是仍需要新的临床随机对照试验来确定这些方法的有效性。

表 2.1　加速牙移动方法有创性到微创临床证据总结

作者/年份	创伤程度	干预措施	研究周期	结果	证据质量	患者样本量
Khanna R, et al, 2014	有创性	牙周牵张改良骨皮质切开术	3个月	尖牙内收在实验结束时平均差为0.23mm，$P<0.01$	低	25例；自身对照
Sakthi SV, et al, 2014	有创性	骨皮质切开术	4个月	同隙关闭平均速度：实验组（最快每月1.8m；中等：每月1.57mm）；对照组（最快：每月1.02mm；中等：每月0.87mm），$P<0.05$	低	40例；对照组和实验组
Bthattacha-rya P, et al, 2014	有创性	骨皮质切开术	直到尖牙达到 I 类关系	实验组平均130.5d；对照组平均234.1d，$P<0.01$	低	20例；对照组和骨皮质切开组随机分组
Al-Naoum F, et al, 2014	有创性	骨皮质切开术	12周	一周内收差异达0.53mm，$P<0.01$	低	30例；自身对照
Shoreibah EA, et al, 2012	有创性	改良骨皮质切开术	直到整平下颌前牙	报道了治疗31.5周的差异和统计学意义，但没有有 P 值也无其他统计学资料	低	20例；对照组和骨皮质切开组随机分组
Aboul-Ela SM, et al, 2010	有创性	骨皮质切开术	4个月	尖牙内收差异在第1个月为1.14mm，但第4个月降到0.04mm,$P<0.01$	低	13例；自身对照
Aksakalli S, et al, 2015	中等创伤	Piezocision 技术	直到尖牙达到 I 类关系	实验组尖牙内收时间平均为3.54个月；对照组为5.59个月，$P<0.05$	中等	10例；自身对照
Alikhani M, et al, 2013	微创	微创骨穿孔术	28d	尖牙内收速度提高了2.3倍，$P<0.05$	高	20例；实验组与对照组

表 2.2　加速牙移动无创方法的临床证据总结

作者／年份	创伤程度	干预措施	研究周期	结果	证据质量	患者样本量
Woodhouse NR, et al, 2015	无创	振动	直到下前牙排齐	在排齐上无统计学差异	高	81例；3组
Leethanakul C, et al, 2015	无创	振动（电动牙刷）	3个月	3个月尖牙内收差异为 1.08mm，$P<0.01$	中等	15例；自身对照
Miles P, et al, 2012	无创	振动	10周	在排齐上无统计学差异	低	66例；2组
Monea A, et al, 2015	无创	低能级激光治疗（LLLT）	10d	激光治疗 10d 后内收差异 1.66mm，$P<0.01$	中等	10例；自身对照
Dominguez A, et al, 2015	无创	低能级激光治疗（LLLT）	45d	45d 后整体内收：激光组（3.73 ± 1.08mm），对照组（2.71 ± 0.90mm），$P<0.05$	低	10例；自身对照
Kansal A, et al, 2014	无创	低能级激光治疗（LLLT）	63d	在尖牙内收上无统计学差异	中等	10例；自身对照
Heravi F, et al, 2014	无创	低能级激光治疗（LLLT）	56d	在尖牙内收上无统计学差异	低	20例；自身对照
Doshi-Mehta G, et al, 2012	无创	低能级激光治疗（LLLT）	4.5个月	内收的平均速度：激光组（5.49 ± 0.99mm），对照组（3.96 ± 0.98mm），$P<0.0000$	高	20例；自身对照
Sousa MV, et al, 2011	无创	低能级激光治疗（LLLT）	4个月	4个月尖牙内收差异为 1.49mm，$P<0.01$	中等	10例；自身对照；26个尖牙
Showkatbakhsh R, et al, 2010	无创	脉冲电磁场（PEMF）	直到尖牙达到 I 类关系	平均 5 个月的治疗，实验组尖牙内收比对照组快 1.57mm，$P<0.01$	高	10例；自身对照

（赵　晶　蒋园园译，张卫兵　校）

参考文献

[1] Soma S, Iwamoto M, Higuchi Y, et al. Effects of continuous infusion of PTH on experimental tooth movement in rats. J Bone Miner Res, 1999, 14(4):546–554.

[2] Soma S, Matsumoto S, Higuchi Y, et al. Local and chronic application of PTH accelerates tooth movement in rats. J Dent Res, 2000, 79(9):1717–1724.

[3] Potts JT, Gardella TJ. Progress, paradox, and potential: parathyroid hormone research over five decades. Ann N Y Acad Sci, 2007, 1117:196–208.

[4] Verna C, Dalstra M, Melsen B. The rate and the type of orthodontic tooth movement is influenced by bone turnover in a rat model. Eur J Orthod, 2000, 22(4):343–352.

[5] Madan MS, Liu ZJ, Gu GM, et al. Effects of human relaxin on orthodontic tooth movement and periodontal ligaments in rats. Am J Orthod Dentofac Orthop, 2007, 131(1):8. e1-10.

[6] Haruyama N, Igarashi K, Saeki S, et al. Estrous-cycledepen-dent variation in orthodontic tooth movement. J Dent Res, 2002, 81(6):406–410.

[7] Takano-Yamamoto T, Kawakami M, Yamashiro T. Effect of age on the rate of tooth movement in combination with local use of 1,25(OH)2D3 and mechanical force in the rat. J Dent Res, 1992, 71(8):1487–1492.

[8] Collins MK, Sinclair PM. The local use of vitamin D to increase the rate of orthodontic tooth movement. Am J Orthod Dentofac Orthop, 1988, 94(4):278–284.

[9] Suda T, Ueno Y, Fujii K, et al. Vitamin D and bone. J Cell Biochem, 2003, 88(2):259–266.

[10] Hashimoto F, Kobayashi Y, Mataki S, et al. Administration of osteocalcin accelerates orthodontic tooth movement induced by a closed coil spring in rats. Eur J Orthod, 2001, 23(5):535–545.

[11] Angeli A, Dovio A, Sartori ML, et al. Interactions between glucocorticoids and cytokines in the bone microenvironment. Ann N Y Acad Sci, 2002, 966:97–107.

[12] Ashcraft MB, Southard KA, Tolley EA. The effect of corticosteroid-induced osteoporosis on orthodontic tooth movement. Am J Orthod Dentofac Orthop, 1992, 102(4):310–319.

[13] Ong CK, Walsh LJ, Harbrow D, et al. Orthodontic tooth movement in the prednisolone-treated rat. Angle Orthod, 2000, 70(2):118–125.

[14] Kalia S, Melsen B, Verna C. Tissue reaction to orthodontic tooth movement in acute and chronic corticosteroid treatment. Orthod Craniofacial Res, 2004, 7(1):26–34.

[15] Alikhani M, Alyami B, Lee IS, et al. Biological saturation point during orthodontic tooth movement. Orthod Craniofacial Res, 2015, 18(1):8–17.

[16] Nishimura M, Chiba M, Ohashi T, et al. Periodontal tissue activation by vibration: intermittent stimulation by resonance vibration accelerates experimental tooth movement in rats. Am J Orthod Dentofac Orthop, 2008, 133(4):572–583.

[17] Tweedle JA. The effect of local heat on tooth movement. Angle Orthod, 1965, 35:218–225.

[18] Miyoshi K, Igarashi K, Saeki S, et al. Tooth movement and changes in perio-dontal tissue in response to orthodontic force in rats vary depending on the time of day the force is applied. Eur J Orthod, 2001, 23(4):329–338.

[19] Beeson DC, Johnston LE, Wisotzky J. Effect of constant currents on orthodontic tooth move-

ment in the cat. J Dent Res, 1975, 54(2):251–254.

[20] Davidovitch Z, Finkelson MD, Steigman S, et al. Electric currents, bone remodeling, and orthodontic tooth movement. II. Increase in rate of tooth movement and periodontal cyclic nucleotide levels by combined force and electric current. Am J Orthod, 1980, 77(1):33–47.

[21] Blechman AM. Pain-free and mobility-free orthodontics? Am J Orthod Dentofac Orthop, 1998, 113(4):379–383.

[22] Tengku BS, Joseph BK, Harbrow D, et al. Effect of a static magnetic field on orthodontic tooth movement in the rat. Eur J Orthod, 2000, 22(5):475–487.

[23] Stark TM, Sinclair PM. Effect of pulsed electromagnetic fields on orthodontic tooth movement. Am J Orthod Dentofac Orthop, 1987, 91(2):91–104.

[24] Dogru M, Akpolat V, Dogru AG, et al. Examination of extremely low frequency electromagnetic fields on orthodontic tooth movement in rats. Biotechnol Biotechnol Equip, 2014, 28(1):118–122.

[25] Huang YY, Chen AC, Carroll JD, et al. Biphasic dose response in low level light therapy. Dose Response Publ Int Hormesis Soc, 2009, 7(4):358–383.

[26] Bjordal JM, Lopes-Martins RA, Joensen J, et al. A systematic review with procedural assessments and meta-analysis of low level laser therapy in lateral elbow tendinopathy (tennis elbow). BMC Musculoskelet Disord, 2008, 9:75.

[27] Bjordal JM, Couppe C, Chow RT, et al. A systematic review of low level laser therapy with location-specific doses for pain from chronic joint disorders. Aust J Physiother, 2003, 49(2):107–116.

[28] Bjordal JM, Baxter GD. Ineffective dose and lack of laser output testing in laser shoulder and neck studies. Photomed Laser Surg, 2006, 24(4):533–534. author reply 4.

[29] Kawasaki K, Shimizu N. Effects of low-energy laser irradiation on bone remodeling during experimental tooth movement in rats. Lasers Surg Med, 2000, 26(3):282–291.

[30] Doshi-Mehta G, Bhad-Patil WA. Efficacy of low-intensity laser therapy in reducing treatment time and orthodontic pain: a clinical investigation. Am J Orthod Dentofac Orthop, 2012, 141(3):289–297.

[31] Marquezan M, Bolognese AM, Araujo MT. Effects of two low-intensity laser therapy protocols on experimental tooth movement. Photomed Laser Surg, 2010, 28(6):757–762.

[32] Fujita S, Yamaguchi M, Utsunomiya T, et al. Low-energy laser stimulates tooth movement velocity via expression of RANK and RANKL. Orthod Craniofacial Res, 2008, 11(3):143–155.

[33] Krishnan V, Davidovitch Z. Cellular, molecular, and tissue-level reactions to orthodontic force. Am J Orthod Dentofac Orthop, 2006, 129(4):469. e1-32.

[34] Meikle MC. The tissue, cellular, and molecular regulation of orthodontic tooth movement: 100 years after Carl Sandstedt. Eur J Orthod, 2006, 28(3):221–240.

[35] Wilcko MT, Wilcko WM, Pulver JJ, et al. Accelerated osteogenic ortho-dontics technique: A 1-stage surgically facilitated rapid orthodontic technique with alveolar augmentation. J Oral Maxillofac Surg, 2009, 67(10):2149–2159.

[36] Wang L, Lee W, Lei DL, et al. Tissue responses in corticotomy- and osteotomy-assisted tooth movements in rats: histology and immunostaining. Am J Orthod Dentofac Orthop, 2009, 136(6):770. .e1-11; discussion -1.

[37] Dibart S, Yee C, Surmenian J, Sebaoun JD, Baloul S, et al. Tissue response during Piezocision-

assisted tooth movement: a histological study in rats. Eur J Orthod, 2014, 36(4):457–464.

[38] Teixeira CC, Khoo E, Tran J, et al. Cytokine expression and accelerated tooth movement. J Dent Res, 2010, 89(10):1135–1141.

[39] Higgins JPT, Altman DG, Gøtzsche PC, et al. The Cochrane Collaboration's tool for assessing risk of bias in randomised trials. BMJ, 2011, 343:d5928.

[40] Khanna R, Tikku T, Sachan K, et al. Evaluation of canine retraction following periodontal distraction using NiTi coil spring and implants – a clinical study. J Oral Biol Craniofac Res, 2014, 4(3):192–199.

[41] Shoreibah EA, Salama AE, Attia MS, et al. Corticotomy-facilitated orthodontics in adults using a further modified technique. J Int Acad Periodontol, 2012, 14(4):97–104.

[42] Sakthi SV, Vikraman B, Shobana VR, et al. Corticotomy-assisted retraction: an outcome assessment. Indian J Dent Res, 2014, 25(6):748–754.

[43] Al-Naoum F, Hajeer MY, Al-Jundi A. Does alveolar corticotomy accelerate orthodontic tooth movement when retracting upper canines? A split-mouth design randomized controlled trial. J Oral Maxillofac Surg, 2014,72(10):1880–1889.

[44] Aboul-Ela SM, El-Beialy AR, El-Sayed KM, et al. Miniscrew implant-supported maxillary canine retraction with and without corticotomy-facilitated orthodontics. Am J Orthod Dentofac Orthop, 2011, 139(2):252–259.

[45] Aksakalli S, Calik B, Kara B, et al. Accelerated tooth movement with piezocision and its periodontal-transversal effects in patients with Class II malocclusion. Angle Orthod, 2016, 86(1):59–65.

[46] Alikhani M, Raptis M, Zoldan B, et al. Effect of micro-osteoperforations on the rate of tooth movement. Am J Orthod Dentofac Orthop, 2013, 144(5):639–648.

[47] Woodhouse NR, DiBiase AT, Johnson N, et al. Supplemental vibrational force during orthodontic alignment: a randomized trial. J Dent Res, 2015, 94(5):682–689.

[48] Miles P, Smith H, Weyant R, et al. The effects of a vibrational appliance on tooth movement and patient discomfort: a prospective randomised clinical trial. Aust Orthod J, 2012, 28(2):213–218.

[49] Leethanakul C, Suamphan S, Jitpukdeebodintra S, et al. Vibratory stimulation increases interleukin-1 beta secretion during orthodontic tooth movement. Angle Orthod, 2016, 86(1): 74–80.

[50] Kansal A, Kittur N, Kumbhojkar V, et al. Effects of low intensity laser therapy on the rate of orthodontic tooth movement: a clinical trial. Dent Res J, 2014, 11(4):481–488.

第3章
骨微穿孔术的介绍

Sarah Alansari, Cristina C. Teixeira, Chinapa Sangsuwon, Mani Alikhani

内容摘要

S. Alansari (✉)
Consortium for Translational Orthodontic Research, Hoboken, NJ, USA
Department of Applied Oral Sciences, The Forsyth Institute, Cambridge, MA, USA
e-mail: sarah.alansari@nyu.edu

C.C. Teixeira
Consortium for Translational Orthodontic Research, Hoboken, NJ, USA
Department of Orthodontics, New York University College of Dentistry, New York, NY, USA

C. Sangsuwon
Consortium for Translational Orthodontic Research, Hoboken, NJ, USA

M. Alikhani
Consortium for Translational Orthodontic Research, Hoboken, NJ, USA
Department of Applied Oral Sciences, The Forsyth Institute, Cambridge, MA, USA
Department of Biology, Harvard School of Dental Medicine, Boston, MA, USA

3.1　克服生物学反应的饱和

当今，正畸面临一个主要的挑战是希望在不降低治疗效果前提下缩短治疗时间。为应对这个挑战，正畸医生需要理解 3 个可以控制治疗时间的变量。首先，依赖于医生的因素，例如正确的诊断、合理的治疗计划、适当的机械力学、矫治器的选择、及时有效地治疗。第二，依赖于患者的因素，例如按时复诊、良好的口腔卫生、保证矫治器的完整性、遵从医嘱。第三个因素由个体的生物学机制调节，在某种程度上受医生控制。

近期研究表明增加正畸力值可增加生物反应，导致炎症，破骨细胞募集、形成和活化，牙槽骨的吸收增多和牙移动的速率增加。正如第 1 章所讨论的，这些研究也揭示了存在一个力值水平，超过这个水平，将不能进一步的再刺激增加生物反应[1]。研究者称此现象为"生物学反应的饱和"，因为在这个力值水平刺激细胞因子释放和破骨细胞活性达到峰值或饱和点。当力值的增加无法克服此限制时，任何能增加该区域破骨细胞数量的方法可能是满足提高生物学反应和加速正畸牙齿移动的措施。

3.2　简单安全的方法

第 2 章中讨论了不同加速牙移动的方法，即通过正畸力刺激生物学反应。这些方法的主要缺点是正畸力刺激下生物学反应的复杂性。当炎症反应起关键作用的时候，这种现象受多种上调、下调因素影响。从逻辑上讲，有效安全加速牙移动的方法应是刺激机体放大其自然炎症通路。

转化正畸研究中心（the Center for Translational Orthodontic Research，CTOR）所完成的动物和临床研究提供了一个简单安全的方法来克服生物反应的饱和。这种方法介绍了在不影响软、硬组织稳定性和完整性的前提下的受控微创伤，可用以刺激炎症标记物表达，可配合正畸力，放大骨反应，超过饱和点。在完成人类临床试验之前，转化正畸研究中心使用动物模型进行牙移动第一次验证了此假设。此研究旨在建立一个治疗方法，故研究重点在于实用性与通用性。本章节将介绍这项转化研究的结果。

3.3　从大鼠到人类

3.3.1　动物研究

36 只成年雄性 Sprague-Dawley 大鼠（SD 大鼠）被分成 3 组。在实验组（MOP）

动物的上颌第一磨牙和切牙之间安置弹簧，提供一个使磨牙近中移动的力，在第一磨牙近中 5mm 的皮质骨打上 3 个浅孔（图 3.1A）。在未行手术组（O），施加相同的力量，但没有微 – 骨孔。在对照组（C），在大鼠牙上安置弹簧，但不加力。所有的动物都被麻醉，按照 Alikhani 等[2] 所述将弹簧调至 25cN 并安于上颌第一磨牙和切牙之间。使用 Scanco 公司的 micro-CT 对单侧上颌进行扫描数据分析评估骨密度变化。用于组织学分析和免疫组化研究的单侧上颌骨固定在 10% 磷酸盐缓冲福尔马林溶液，脱钙，石蜡包埋，5μm 切片。苏木精 – 伊红染色观察细胞和组织形态及骨吸收区域。抗酒石酸酸性磷酸酶（TRAP）免疫染色法定位和定量破骨细胞数量和活性。用于荧光显微镜下观察的单侧上颌骨嵌入聚甲基丙烯酸甲酯，7μm 切片，用以评估骨形成和矿物质沉积。通过逆转录聚合酶链反应（RT-PCR）分析评价细胞因子基因的表达。单侧上颌骨收集并立即液氮冻存待 mRNA 的提取与分析。所有的方法在 Teixeira 等[3] 的文章中都有详细表述。

3.3.2 人类临床试验

此随机、单中心、单盲研究已获得纽约大学机构审查委员会的批准。参与者主要是到纽约大学牙学院正畸科寻求全面正畸治疗的患者。20 例患者随机分成对照组和试验组。患者的年龄从 19.5~33.1 岁，对照组的平均年龄 24.7 岁，试验组的平均年龄 26.8 岁。对照组由 3 例男性和 7 例女性组成，试验组由 5 例男性和 5 例女性组成。参与者都具备相似的错𬌗畸形类型，纳入标准可参考 Alikhani 等 2013 年的研究[2]。在进行尖牙内收步骤之前，两组接受相似治疗方法。届时，试验组（MOP 组）在单侧尖牙和第二前磨牙之间打上 3 个骨微穿孔（MOP），对侧作为附加的对照组（CL）（图 3.2A）。对照组（C）两侧都不打 MOP。MOP 术后 24h，临床检查未提示创伤迹象。尖牙内收的完成，使用校准的 100g 力量的镍钛拉簧，一端连接到尖牙，通过尖牙上定制的动力臂，动力臂从尖牙托槽的垂直槽沟延伸至阻抗中心水平，另一端连接到临时支抗装置，种植支抗植入在第二前磨牙和第一磨牙之间。通过对尖牙牵拉起始前和收缩后 28d 的印模进行牙颌分析，评价了尖牙回收率。采用三点来测量在尖牙和侧切牙之间的距离：牙冠的切 1/3、中 1/3、颈 1/3，使用精度为 0.01mm 的数字卡尺。通过研究龈沟液（GCF）里的细胞因子水平评估炎症反应。样本收集来自于尖牙远中颊侧龈沟，分别在尖牙开始治疗前、开始内收前、开始每次阶段复诊时。使用数值刻度尺评估患者的疼痛和不适。患者被要求从 0~10 选一个数字，0 代表"不痛"，10 代表"最疼痛"，分别在矫治器安置的当天、尖牙内收的当天、尖牙内收的 24h、7d、28d。更多的研究细节参考 Alikhani 等的研究[2]。

3.3.3 惊人的相似性

在老鼠实验研究中，将 MOP 组和 O 组的比较，使用微 – 骨孔明显增加了 2 倍的牙齿移动（$P<0.05$）（图 3.1B）。在分子水平，加力后 24h，MOP 组、O 组同 C 组相比，细胞因子和细胞因子受体的表达明显的增多（图 3.1C）。另外，MOP 组同 O 组相比，有 21 个细胞因子明显增多（$P<0.05$）。组织学分析揭示了同 C 组相比，MOP 组和 O 组牙槽骨的吸收明显增加。但是，MOP 组表现了比 O 组更大程度的牙槽骨吸收和随之增厚的牙周膜（图 3.1D）。免疫组化 TRAP 阳性破骨细胞（图 3.1D）显示 MOP 组同 O 组相比，破骨细胞数增加了 3 倍。

在人类身上建立尖牙内收模型，可以反映动物实验的结果。在临床试验中，在尖牙开始内收的 28d 后，可以观察到尖牙和侧切牙之间的间隙明显增加，MOP 组和 C 组和 CL 侧相比时（$P<0.05$）C 组和 CL 侧的牙齿移动很小（图 3.2B）。牙颌模型的测量显示增加了 2.3 倍，同 C 组和 CL 组相比（$P<0.05$）（图 3.2C）。龈沟液的蛋白质分析，同一患者加力 24h 与尖牙内收前相比，细胞因子的表达明显增多。并且，MOP 组的细胞因子明显高于 C 组（$P<0.05$）（图 3.2D）。28d 后，所有的细胞因子除了白细胞介素 –1β（IL–1β）以外都回到了开始内收时的水平。在试验组，白介素 –1β 仍然明显增高（5.0 和 3.6 倍，相对的）同内收时比（图 3.2D）。

3.3.4　研究总结

转化正畸研究中心动物实验研究已经表明了在正畸牙移动过程中，在牙槽骨上打上小孔，可以明显刺激炎症标记物的表达。随之还有破骨细胞数目和骨吸收明显地增多（图 3.3），正如 Teixeira[3] 等预期的。笔者观察到骨改建的增多不仅仅限于牙齿移动的区域，而且延伸到牙齿的连接组织（不提供数据）。破骨细胞数量的增加和之后骨吸收的增加，骨穿孔区域的骨质疏松，都可以解释研究中观察到的牙齿移动速率和移动量的增加，因此也暗示了骨孔不需要靠近牙齿来加速牙齿移动。

人类临床试验地结果与老鼠实验的结果惊人的相似。MOP 组尖牙远中内收所呈现的结果是单纯正畸力牙移动的 2 倍。牙齿移动的增加伴随着炎症标记物水平的增加。

3.3.5　安全舒适

为了调查治疗过程的安全与舒适性，笔者记录了疼痛和不适的等级，使用从 1~10 的数值评定量表，同时还收集了整个研究期间可能出现的并发症的信息，如

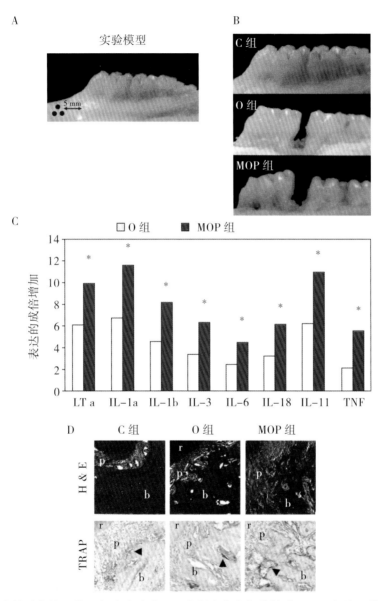

图 3.1　老鼠模型上微－骨孔加速牙移动。A. 半侧老鼠上颌骨模型显示 3 个微－骨孔位于第一磨牙近中 5mm 处。B. 比较正畸力作用牙齿 28d 后的移动量（C：对照组，O：单纯正畸力组，MOP：正畸力联合骨微穿孔组）。MOP 显示更大距离的牙齿移动。C. 细胞因子的逆转录聚合酶链反应分析基因的表达。与 C 组相比，O 组和 MOP 组的细胞因子表达量成倍增加。数据显示为 3 个实验的平均扫描电镜。D. 苏木精伊红染色（H&E）的组织切片显示（上面一排）第一磨牙近中腭根（r）的牙周膜厚度增加（p），同时 O 组和 MOP 组的骨（b）吸收增加。免疫组织化学染色（底板）显示破骨细胞活性的增加，表现为 O 组 MOP 组的（TAP）阳性破骨细胞的数量增加。*为与对照组相比差异显著

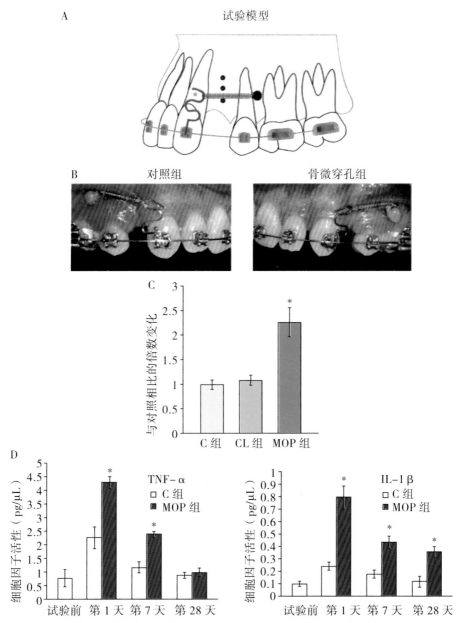

图 3.2 在人类模型上骨微穿孔加速尖牙内收临床研究。A.图中显示尖牙内收的正畸装置。尖牙上的动力臂从托槽的垂直槽沟延伸到尖牙的阻抗中心，通过一个力值为 50cN 的镍钛拉簧，与第二前磨牙和第一磨牙之间植入的临时支抗装置相连。3 个 MOP 打在尖牙和第二前磨牙之间，在尖牙回收之前。B.正畸加力 28d 后，MOP 组尖牙内收明显多于 O 组（单纯正畸力组）。C.28d 后，MOP 组尖牙内收量是 C 组和试验组对侧的 2.3 倍。D.龈沟液里面炎症因子的表达，在尖牙内收前、加力后的 24h、7d、28d，采用酶联免疫测得龈沟液内的炎症因子表达的水平，MOP 组明显高于 C 组。数据以 pg/μL 表示。* 明显高于对照组（ $P<0.05$ ）

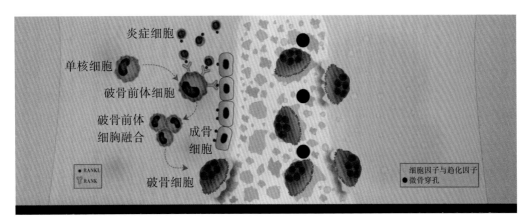

图 3.3 图示细胞因子和微－骨孔对破骨细胞和骨吸收的影响。左侧：炎症细胞受正畸力激发，从血液中迁移至牙周韧带中，此外还有局部细胞如成骨细胞，与破骨细胞前体细胞（如单核细胞）表面受体结合的表达核因子κb配体。这种结合引发了这些细胞彼此形成破骨细胞，开始骨吸收。右侧：添加微－骨孔增加炎性细胞因子和趋化因子的表达，这将反过来增加破骨细胞的招募，因此骨吸收率增加

出血、感染或需要止痛药。患者在尖牙内收阶段，无论有无进行微－骨孔，都发现不适程度较尖牙内收前的水平高（表 3.1）。并且，MOP 组和 C 组（单独使用正畸力）未发现明显的区别。此外，MOP 置入后，患者只有中度的不适，但可以忍受，不需要任何药物治疗（表 3.1）。这些结果表明，MOP 并不造成额外的疼痛或不适，相比较单独的正畸力。此外，在这项研究中没有发现这种微创手术的并发症。

表 3.1 使用数值评定量表（NRS）评估正畸组与正畸联合骨微穿孔组的疼痛和不适

组别	内收尖牙的天数				
	0	1	7	14	28
正畸组	1.8 ± 0.3	3.4 ± 0.5	2.1 ± 0.7	1.6 ± 0.5	1.1 ± 0.4
正畸组＋骨微穿孔	1.4 ± 0.2	3.1 ± 0.4	2.2 ± 0.6	1.4 ± 0.5	1.2 ± 0.2

3.4 骨微穿孔术的优点

相比较其他外科加速牙移动的方法，很明显骨微穿孔术有更多优点。这个过程具有最小的侵入性、无需翻瓣、可以被正畸医生安全实施。骨皮质切开术或者超声骨刀切开术，换句话说，要么需要翻开一个全厚皮瓣去暴露颊舌侧牙槽骨，要么行软组织切口，紧接着行牙间骨皮质切开。最近，这一技术的改良已经被引入，以点或线的形式，选择性去除皮质骨，并在手术部位放置一个可吸收骨。这种技

术的效果被错误地归因于切割成的形状，骨（块体）与骨移植[4-9]。正如之前在第1章讨论的，牙齿移动的速率是由破骨细胞的募集和激活控制的。因此，无论切割的形状或程度如何，除非破骨细胞被激活，否则不会发生骨吸收。这也意味着，与骨微穿孔术相似，骨皮质切开术和超声骨刀切开术可以与外伤刺激后释放的细胞因子的激活相联系。骨皮质切开术、超声骨刀切开术与骨微穿孔术具有更加明显的细胞因子的释放，因为前两种具有更大的侵入性和广泛的骨创伤。不幸的是，这两种方法和骨微穿孔术相似，细胞因子水平的增多无法持续太久，并且最终会回到正常水平。所以，重复这些过程来保持想要的细胞因子活动的水平需要患者更多的费用和时间，并常常需要其他专科医生，牙周医生或者外科医生。

正如接下来几章要描述的，骨微穿孔术提供一个可操作的、最小伤害的方法，如果需要，正畸医生可以重复使用。骨微穿孔术可以成为常规操作，在治疗的不同阶段，选择性地应用在牙齿移动所需的地方。

（徐海洋　汝一雯　译，张卫兵　仲伟洁　校）

参考文献

[1] Alikhani M, Alyami B, Lee IS, et al. Biological saturation point during orthodontic tooth movement. Orthod Craniofacial Res, 2015, 18(1):8–17.

[2] Alikhani M, Raptis M, Zoldan B, et al. Effect of micro-osteoperforations on the rate of tooth movement. Am J Orthod Dentofac Orthop, 2013, 144(5): 639–648.

[3] Teixeira CC, Khoo E, Tran J, et al. Cytokine expression and accelerated tooth movement. J Dent Res, 2010, 89(10):1135–1141.

[4] Wilcko WM, Wilcko T, Bouquot JE, et al. Rapid orthodontics with alveolar reshaping: two case reports of decrowding. Int J Periodontics Restorative Dent, 2001, 21(1):9–19.

[5] Wilcko MT, Wilcko WM, Murphy KG, et al. Full-thickness flap/subepithelial connective tissue grafting with intramarrow penetrations: three case reports of lingual root coverage. Int J Periodontics Restorative Dent, 2005, 25(6):561–569.

[6] Twaddle BA, Ferguson DJ, Wilcko WM, et al. Dento-alveolar bone density changes following corticotomy facilitated orthodontics. J Dent Res, 2002, 81:A301–A.

[7] Wilcko MT, Wilcko WM, Pulver JJ, et al. Accelerated osteogenic orthodontics technique: a 1-stage surgically facilitated rapid orthodontic technique with alveolar augmentation. J Oral Maxillofac Surg, 2009, 67(10):2149–2159.

[8] Fischer TJ. Orthodontic treatment acceleration with corticotomy-assisted exposure of palatally impacted canines. Angle Orthod, 2007, 77(3):417–420.

[9] Nowzari H, Yorita FK, Chang HC. Periodontally accelerated osteogenic orthodontics combined with autogenous bone grafting. Compend Contin Educ Dent, 2008, 29(4):200–6, quiz 7, 18.

第4章
骨微穿孔术在不同治疗阶段的分解代谢效应

Mani Alikhani, Chinapa Sangswon, Sarah Alansari, Mohammed Al Jeerah, Cristina C. Teixeira

内容摘要

M. Alikhani (✉)
Department of Biology, Harvard School of Dental Medicine, Boston, MA, USA
Consortium for Translational Orthodontic Research, Hoboken, NJ, USA
Department of Applied Oral Sciences, The Forsyth Institute, Cambridge, MA, USA
e-mail: mani.alikhani@nyu.edu

C. Sangsuwon • M. Al Jearah
Consortium for Translational Orthodontic Research, Hoboken, NJ, USA

S. Alansari
Consortium for Translational Orthodontic Research, Hoboken, NJ, USA
Department of Applied Oral Sciences, The Forsyth Institute, Cambridge, MA, USA

C.C. Teixeira
Consortium for Translational Orthodontic Research, Hoboken, NJ, USA
Department of Orthodontics, New York University College of Dentistry, New York, NY, USA

4.1 引 言

前面的章节回顾了骨微穿孔术激活破骨细胞和增强骨吸收的机制。虽然这个过程可以明显地提高牙移动速率，但如果没有合理地安排并正确地整合进治疗计划，则未必缩短疗程。因此，不管我们可以多快地移动牙齿，但随意的牙移动并不能达到完美的正畸治疗效果，而是要在正确的方向上精确地移动。

正畸治疗有很多阶段，每个阶段都有两个主要组成部分：移动目标牙和稳定支抗牙。在治疗的某个阶段，一些牙是支抗部分，而在另一个阶段可能就会成为移动的目标牙位。因此，若没有合理规划，那么增强所有牙周围的生物学反应很可能是不必要的，甚至会导致远离矫治目标。这里要强调的是牙齿移动速率的变化并不违背物理和机械规律。虽然骨微穿孔术可以在需要的方向上精准地加速牙移动，但仍然需要控制不良移动。因此，矫治疗程并不取决于多快地移动牙齿，而在于明智地规划每个治疗阶段并利用生物和物理学的知识将治疗效果最大化。

4.2 骨微穿孔术在正畸治疗中的作用目标

有了正确的设计方案，在治疗的每个阶段运用骨微穿孔术可以产生如下效应：

1. 加速目标牙移动；
2. 为希望得到的牙移动类型创造便利条件；
3. 形成生物性支抗；
4. 减少牙根吸收的可能性。

4.2.1 加速目标牙移动

骨微穿孔术（MOPs）最常见的作用是加速牙移动。利用这一作用时，只能在准备好要移动的目标牙附近进行微骨孔穿刺手术。如果过早使用（例如，在获得充足的间隙之前），牙槽骨需要足够的时间从分解代谢阶段过渡到合成代谢阶段（见第 5 章），这不仅不会加速牙移动，反而导致延期甚至降低移动速率。

为了加快移动速率，穿刺的部位应该与移动方向近乎一致。然而，骨微穿孔术引起的分解代谢并不仅限于穿刺局部，还波及周围骨质。这为寻找合适的穿刺位置提供了选择范围。影响穿刺位置的因素有：可视、可操作性、拥挤度和牙根距离。考虑到患者的舒适度，术者的可操作性和术野的可视性，骨微穿孔术最好用在目标牙牙根的近颊侧、远颊侧或两侧都用（图 4.1）。增加穿刺量对牙移动速率有积极的影响[1]，因此当目标牙邻牙缺失时，除了近颊和远颊侧，在无牙的牙槽嵴上也使用骨微穿孔术是明智的（图4.2）。对于一些患者，厚的舌/腭侧皮质骨会减慢移动速率。为了加速这些患者的牙移动速率，也可以在舌/腭侧的皮质骨上使用骨微穿孔术（图4.3）。除了使用位置，临床实验显示应该每隔一个月重复一次骨微穿孔术，直到达到满意的移动方式。

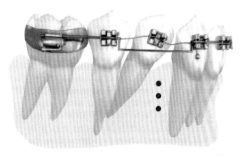

图4.1　骨微穿孔术加速目标牙移动。骨微穿孔（红色圆圈表示）仅用于目标牙周围以加速其移动速率。尽量在要移动的牙根近远中侧均进行

4.2.2　为希望得到的牙移动类型创造便利条件

　　骨微穿孔术的分解效应不仅影响牙移动速率，还会影响移动的方式。牙移动方式取决于力与牙阻抗中心的关系，而牙阻抗中心位置取决于周围的骨质。骨质越致密，牙的阻抗中心越靠近根尖，这就增加了施力点（在牙冠上）与牙阻抗中心（在牙根上）的距离。因此，要达到理想的牙整体移动方式就需要更大的力偶，以消除由正畸力产生的不需要的力矩。然而，当骨密度低时，阻抗中心朝着牙槽嵴方向的𬌗方移动，减少了正畸力与阻抗中心的距离，因此减小了克服不良力矩所需的力偶［更小的力偶与力之比（Mc/F）］（图4.4）。因此，骨微穿孔术可以通过

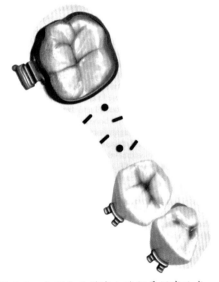

图4.2　在剩余牙槽嵴上进行骨微穿孔术。当目标牙邻近有拔牙间隙时，在无牙区的牙槽骨上进行骨微穿孔可以显著提升牙移动速率

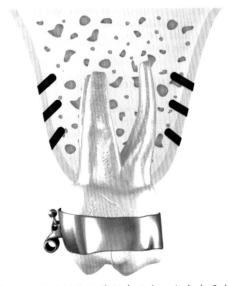

图4.3　颊舌侧进行骨微穿孔术。当患者牙齿无法向腭侧移动时，在颊舌侧的皮质骨上使用骨微穿孔术不仅可以解决这个问题还能加速牙移动

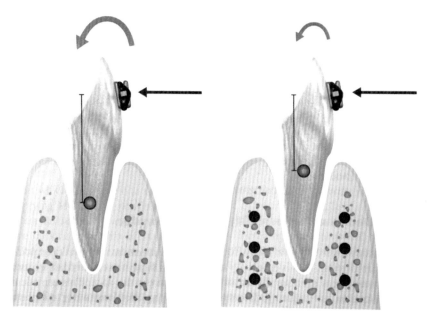

图 4.4　骨微穿孔术改变阻抗中心的位置。骨微穿孔术可以降低牙槽骨的密度，使牙阻抗中心（蓝色圆圈表示）向殆方移动，减少施加在牙冠上的力（弯曲的蓝色箭头表示）产生的力矩

将阻抗中心移动到更合适的位置，有助于获得所希望的牙移动类型，为整体移动等困难的牙移动类型创造便利条件。这在临床上非常重要，尤其是在缺牙区发生严重的骨吸收病例，致密的皮质骨板会阻碍牙整体移动并导致严重的倾斜移动。

4.2.3　生物性支抗的形成

在唇倾或内收一个牙或一组牙时，目前生物力学机制的主要关注点在于如何使支抗牙的移动最小化。最常见的方法是增加支抗牙数目形成来降低支抗牙移动的速率。这个方法假设支抗单位体积越大，支抗牙移动速度越慢、距离越小。常见的方法有用 TPA（横腭弓）或 Nance 托连接双侧的支抗牙、增加第二磨牙为支抗牙、颌间牵引等，用数量较多的支抗牙来拉数量相对较少的目标牙。这当然是个好办法，但通过加速目标牙的移动也可以获得相同的效果。通过降低目标牙周围的骨密度加速牙移动，同时维持支抗牙周围骨密度，在支抗预备中加入这样的生理性反应是可行的（图 4.5）。

有了对支抗和目标牙的认识，可以容易地定位骨微穿孔术的位点。例如，内收尖牙或前牙时，骨微穿孔术的位点应靠近尖牙或前牙。相反，当前移后牙时，为了增加前牙支抗，骨微穿孔穿刺的位点应靠近后牙。这种通过使用骨微穿孔穿刺增加支抗的方法，比其他（如转矩磨牙牙根到皮质骨板处来获得骨皮质支抗）的生物学方法更安全、便捷。将牙根移动到皮质骨的方法从支抗角度看效果不确定，也很危险，并会导致牙根吸收。但是，在目标牙的周围使用骨微穿孔术就不会改变支抗牙牙根的角度，因此减少了牙根受力。另外，骨微穿孔术可以显著降低目标牙所受压力，这反过来降低了牙根吸收的风险，而这正是下文要讨论的。

4.2.4　减少牙根吸收

当患者的牙槽骨非常致密时，任何类型的牙移动都会导致明显的牙根吸收，尤其是当移动方式会对牙根的一小块区域（如根尖）产生集中应力时。这种情况可见于压入和控根时。但是，即使移动方式可以把力分散到牙根的大部分区域，如果致密的骨质阻碍了破骨细胞快速清除牙移动路径上的骨，这群细胞会在原地停留很长时间，转而吸收牙槽骨和邻近的牙根（图4.6）。

与不使用骨微穿孔术相比，使用骨微穿孔术的治疗方法能显著增加移动路径上破骨细胞的数量，从而增加骨吸收和牙移动速率。因此，目标牙会快速地通过微骨孔术的区域，而不会使破骨

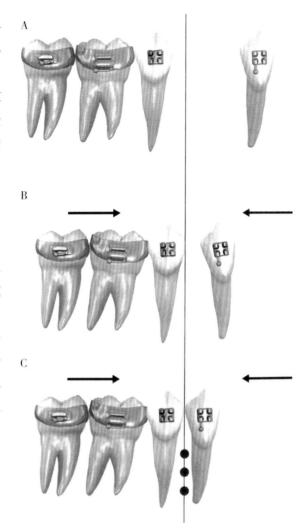

图 4.5　骨微穿孔术可作为生物支抗。骨微穿孔术可以通过改变移动牙周围的牙槽骨密度来改变支抗需求。A. 尖牙内收前尖牙和后牙的位置。B. 内收过程中尖牙和后牙的位置，可见后牙向近中尖牙向远中移动。C. 骨微穿孔术后内收过程中尖牙和后牙的位置。后牙移动和（B）相似而尖牙内收量增加。尖牙内收量增加的同时并没有伴随支抗牙的额外移动，这是使用生物支抗的结果

细胞在一个地方停留太久而吸收目标牙牙根（图 4.7）。

既然骨微穿孔术会在一个区域募集更多的破骨细胞，读者不禁会问为什么骨微穿孔周围的牙根不会面临更大的牙根吸收风险？这是因为对牙根吸收有显著影响的是破骨细胞在一个区域的停留时间而不是其数量。如果相对少量激活的破骨细胞在一个区域滞留足够长时间，他们可以固定在任何矿化组织上，而牙槽骨和根面就面临着吸收的风险。

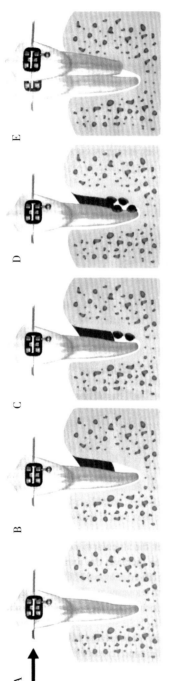

图4.6　牙根在致密牙槽骨中移动时的根吸收。在致密的牙槽骨中，破骨细胞会停留更长时间，这给他们吸收周围骨质和邻近牙根提供了机会。A. 施力前的牙。B. 受到正畸力后邻近牙根的坏死区域（粉色区域）。C. 破骨细胞的出现（红色细胞）。D. 致密牙槽骨中破骨细胞停滞时间延长。E. 延迟的牙移动和邻近牙根的吸收

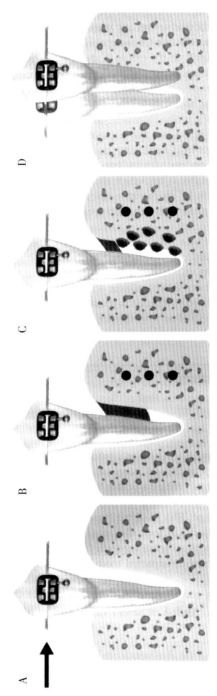

图4.7　骨微穿孔可以避免牙根在致密牙槽骨中产生的吸收。骨微穿孔募集和激活了更多的破骨细胞从牙周膜向邻近骨面移动，缩短了坏死期和破骨细胞停留的时间。A. 施力前的牙。B. 骨微穿孔募集更多的破骨细胞（红色细胞）更快地清除坏死组织。C. 募集更多的破骨细胞激活后拖拉力后刺激坏死区（粉色区域）。D. 牙移动且不伴根吸收

移动的延迟取决于正畸力造成的无细胞区（坏死区）的程度，而矿化组织的清除速度则看破骨细胞的活性。因为生物学效应达到饱和时（见第 1 章），加大正畸力非但不会加快牙移动，还会产生大量无法被快速清除的无细胞区，因而增加根吸收风险。骨密度增加则产生大量坏死区的可能性会增加，这点在成人中尤是如此。此外，破骨细胞数量有限而清除速度较慢，这就导致破骨细胞能停留更长时间。因此，医生计划通过长距离移动邻牙关闭成人恒牙缺失的间隙同时减小根吸收风险时，建议使用骨微穿孔术。

儿童根吸收概率低于成人，因为骨密度低且由于血供充足骨质细胞丰富。鉴于这个天然的区别，儿童牙周膜很难产生大量的坏死区，即使形成坏死区，也会被快速地清除。因此，不必对儿童使用骨微穿孔术预防根吸收。

4.3 治疗阶段

正畸治疗分为 5 个阶段，但不是所有患者都必须经历所有阶段：

1. 排齐前阶段：在全口固定矫治之前，使用矫治器（如腭中缝扩大器）或局部粘托槽（如那些需要片段压入 / 伸长的患者）解决牙弓的骨性或局部问题。

2. 排齐整平阶段：这个阶段分为两个部分。

（1）早期阶段：排齐整平大多数需要轻微移动的牙齿但不包括需要特殊处理的牙齿（如严重倾斜的磨牙，阻生牙，埋伏牙或者严重扭转的牙齿）。

（2）晚期阶段：排齐整平所有牙，包括难处理的牙齿。

3. 排齐后阶段：完成单个牙或一组牙的内收或伸长。

4. 结束阶段：完成上下颌牙齿最后的精细调整，准备好拆除患者矫治器。

5. 保持阶段：去除矫治器，戴上保持器。

可以在治疗的各个阶段灵活地使用骨微穿孔术以减少整个疗程。

4.4 排齐前阶段使用骨微穿孔术

对于有明显的横向和垂直向问题的患者，有时有必要在固定矫治之前进行短期的预排齐治疗。对于这些病例，粘全口固定矫治器会减慢治疗进度，并且妨碍临床医生将可能的副作用局限于一个或两个易于控制的位置。排齐前阶段的机制基于确定的力系统（其中力和力矩可以被准确预测），而固定矫治则是一个不确定的力系统（力和力矩随时间变化，且很难预测他们的存在及副作用）。辅以精确力学机制，骨微穿孔术可以避免不必要的牙移动而明显缩短治疗时间。排齐前阶段使用骨微穿孔术面临的常见的挑战包括但不限于以下治疗目标：

4.4.1　成人前牙压低

对于压低成人牙齿，其中一个更突出的挑战是根吸收的可能性。这是因为成人牙槽骨相对致密且压入牙根尖受到较大压力。尽管使用轻力是减少牙根周围长时间坏死的一种可行的方法，但单独使用这个方法不能改变根尖周围骨的性质，而且虽然它能够减少根吸收程度，但不能避免根吸收的发生。此外，轻力会延长矫治疗程。骨微穿孔术和轻力联合使用可以有效地暂时降低局部的骨密度，并促进循环和炎症细胞进入该区域。炎症标记物释放后激活破骨细胞，增强了骨吸收，并减少了骨坏死，因缩短疗程而减少根吸收。因此推荐在成人压低前牙时使用轻力并配合骨微穿孔术治疗（图4.8）。

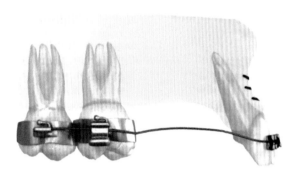

图4.8　压低牙时骨微穿孔术（MOPs）的使用。成人压低前牙时使用骨微穿孔术和片段弓不仅可以缩短治疗时间，还可以减少根吸收的可能性。在前牙牙根之间进行骨微穿孔术（红色柱状标记）

4.4.2　成人后牙压低

在成人正畸的排齐前阶段，压低一个或几个后牙是常见的难点。这些问题常见于拔除后牙且未修复，遗留大量无牙区而后牙垂直高度降低的成人患者。

在这些病例中，邻牙朝拔牙间隙倾斜，对颌牙也有伸长的趋势，使用正畸治疗或修复体（种植体或桥）关间隙变得几乎不可能（图4.9）。这类病例的矫治方法包括纠正邻牙的倾斜度并压入对颌牙。如果用种植钉压入对颌牙或一组牙，则可在排齐前阶段完成压入治疗。但是如果用传统机械方法压入，则应推迟压入的时间，即当大部分牙可以作为支抗且有硬丝稳定时。在后牙段使用压入力会导致根吸收，因为高压力会在根尖周围积累。为了减少骨密度并加速牙移动，推荐在牙根周围使用骨微穿孔术。但如果治疗中使用了种植钉，那骨微穿孔术就不能用在种植钉周围以防影响种植钉的稳定性（图4.10）。和压低前牙一样，在这些病例中使用骨微穿孔术可以缩短治疗时间并减少根吸收的可能。

4.4.3　成人扩弓

扩弓通常在排齐前的早期阶段完成，并且总在儿童的腭中缝闭合之前。由于

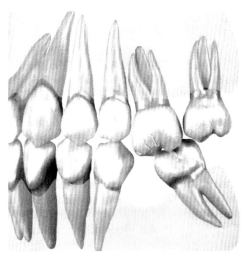

图 4.9　　牙拔除后对对颌牙和邻牙位置的影响。未修复的拔牙间隙通常伴有对颌牙伸长和邻牙倾斜，侵占间隙，导致修复困难

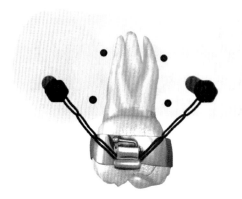

图 4.10　　骨微穿孔术（MOPs）结合微种植支抗（TADs）达到单个牙有效压低的机制。使用骨微穿孔术可以辅助微种植支抗，加速压低过度萌出的后牙。在这个病例中，骨微穿孔术的位置（红色圆圈）不要太靠近种植钉以防影响其稳定性

成人骨改建缓慢，因此牙 - 牙槽骨的移动是成人横向矫治的一个重要部分。成人横向扩弓潜力较低，有两点要注意：

　　1. 缓慢的骨改建和致密的牙槽骨会导致明显的牙尖下垂吗？下文将在骨微穿孔术的分解代谢效应的背景下讨论这一点。

　　2. 牙槽骨是否会随着牙齿横向移动或者说横向的牙齿移动是否会导致牙槽骨开裂？这个问题将在下一章讨论骨微穿孔术的合成代谢效应时谈到。

　　扩弓时牙尖下垂会增加骨开裂的风险，尤其在牙槽嵴处，且会恶化咬合关系，尤其是在开𬌗病例中（图 4.11）。虽然这个问题在成人中确实存在，但使用骨微穿孔术有助于控制这些副作用。

　　受到横向力而产生的倾斜有两个原因。一个原因是力和上颌骨的阻抗中心之间有距离。这个距离导致一侧上颌骨随着该侧的牙齿一起倾斜（图 4.11A）。这种倾斜的情形可在儿童观察到，牙性的变化少于骨性的变化。成人扩弓也会发生类似的倾斜，尤其当横向力是直接作用于骨时，例如使用微种植支抗扩弓。使用骨微穿孔术也无法减少这种倾斜。第二个倾斜的原因是由于施力点与牙齿阻抗中心有距离（图 4.11B）。作用于后牙的矫治器产生的作用力直接传递到牙齿上，此时尤其要注意倾斜的发生（图 4.11C）。虽然扩弓器上的磨牙带坏会产生负转矩以抵抗这种倾斜，但不足以阻止倾斜的发生。成人扩弓时，在颊侧使用骨微穿孔术，改变牙周围的骨密度，进而将牙的阻抗中心移动到更为有利的位置，显著降低倾斜的可能性，甚至在严重的开𬌗病例中也能防止倾斜的发生（图 4.12）。因此，

临床医生可以通过生物制备牙槽骨和控制机械力学可能，减小可能发生的副作用。

由于相对较高的皮质骨密度，成人上颌扩弓要关注的另一点是牙根吸收。对儿童来说，骨改建快速且牙槽骨密度较低，这显著降低了扩弓时牙根吸收的风险。成人扩弓时使用骨微穿孔术可以暂时降低牙槽骨密度，正如前面讨论的，可以在局部逐渐激活大量破骨细胞因而减少根吸收的可能性。

另外，在成人上颌扩弓期间力有可能会传递至颅底导致严重的副作用。为了获得骨改建，许多医生使用重力，尤其是种植钉，达到"打开"骨缝的目的。然而，成人扩弓的主要阻力并不在腭中缝，而且重力很容易被传递至颅底，这是非常危险地，尤其当力传递较快时。曾有报道发生蝶骨骨折并伴有严重的并发症，如失明。

使用骨微穿孔术有助于达到有利的牙槽骨改建，消除了成人扩弓时骨骼显著变化的必要性，提供了使用轻力让成人正畸获得理想结果的可能性。使用更轻的力，而且施力间隔时间更长，防止了在颅底周围制造高应力区域。类似的，使用间断力而不是持续力更可取，因为这样机体才能调节修复。

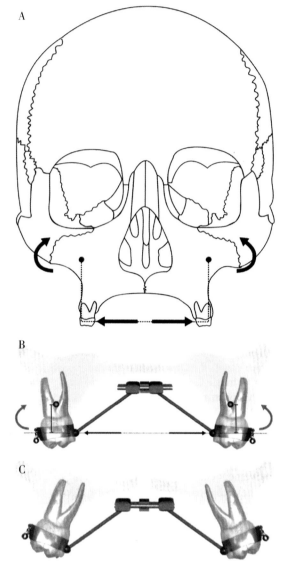

图4.11　成人扩弓时牙齿发生倾斜。扩弓中发生的倾斜由骨性倾斜和牙性倾斜两个部分组成。A.骨性倾斜是由于力和上颌骨阻抗中心间存在距离，扩弓的力量使半侧上颌骨和牙列一起旋转。B.牙性倾斜是由于力与后牙阻抗中心之间存在距离，C.牙性倾斜能加剧开裂并且导致牙槽嵴发生骨开裂

总的来说，成人扩弓需要使用轻力且移动速度要慢些。在这种情况下，成人使用骨微穿孔术产生的分解代谢效应不是用来加速牙移动，而是提高牙移动质量并控制副作用。

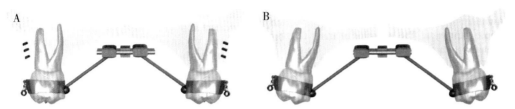

图 4.12　扩弓辅助骨微穿孔术产生的分解代谢效应。成人扩弓时，骨微穿孔术的分解代谢效应（A）可以暂时性降低骨密度，并在减少倾斜的同时获得更多想要的后牙移动（B）。慢速扩弓结合骨微穿孔术促进合成代谢

4.4.4　不对称扩弓

在排齐前阶段另一个值得一提的问题就是不对称扩弓。成人或青少年横向问题大部分与上牙弓对称性缩窄相关，这会导致下颌骨在闭合过程中发生功能性移位，从而产生不对称问题。对于这些病例，采用正确的扩弓治疗会自动纠正下颌偏斜和明显的不对称。然而，也有些患者弓形确实不对称。这类病例治疗时的主要问题在于所有的正畸力产生的都是等大且反向的力，这就会产生相互运动而影响到不需要矫正的那一边。为了避免相互运动，医生通常会在支抗侧施加额外的阻力，比如增加支抗单位的牙的数目来对抗另一侧的目标牙（图 4.13A）。医生还可以通过在目标侧单方面地施加额外的力以解决不对称问题，比如只在目标牙位加用交互牵引（图 4.13B）。虽然这些方法都有效果，但他们都有各自的副作用。例如，单侧使用弹力牵引产生单侧的垂直向的力，会显著影响𬌗平面的倾斜度。

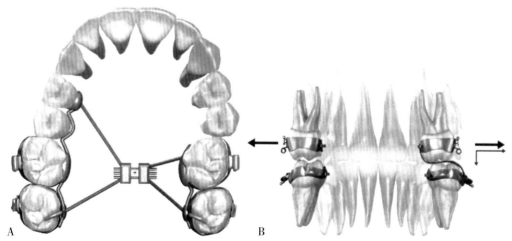

图 4.13　矫正真性牙弓不对称的经典力学。A. 可以通过用多个支抗牙对抗少数目标牙来解决真性牙弓不对称。在这种情况下，即使牙齿两侧都会收到方向相反力量相等的力，但是由于支抗单元的牙齿多，牙移动量较小。B. 同样可以使用单侧的牵引力，如橡皮筋来促进目标牙相对支抗牙的移动

在不对称的下颌骨的一边使用骨微穿孔术可以增加目标牙相对于支抗牙的移动，并促进了希望获得的单侧牙的移动（图4.14）。将这个可以加快目标牙移动的技术和任何能够减少支抗牙移动的支抗手段联合使用，使牙弓缩窄侧得到矫治的同时对非缩窄侧也不产生副作用的可能性大大提高。

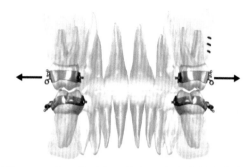

图4.14　应用骨微穿孔术实现非对称扩宽牙弓：在需要后牙扩宽侧的颊侧皮质骨处应用骨微穿孔术，领用生理性支抗促进单侧牙弓的扩宽

4.5　在排齐整平阶段使用骨微穿孔术

排齐整平阶段并不一定要将所有牙齿同时纳入移动，虽然大部分牙齿只需要少量移动即可正确排齐，其他牙齿，例如一些严重倾斜的牙齿，锁𬌗的牙齿或者严重扭转的牙齿可能需要后期特殊处理，直到为这些牙齿的排齐创造了间隙，或者其他牙齿可以纳入一根硬丝并且能作为支抗。骨微穿孔术在排齐阶段的早、晚期都非常有用，现做如下阐述。

4.5.1　早期排齐阶段
4.5.1.1　简单拥挤

如本章之前所述，早期排齐阶段的目标是排齐整平大多数牙齿，并不包括那些问题复杂的牙齿，比如严重倾斜、异位萌出、阻生、严重压低、严重伸长、严重扭转或者需要大量根移动的牙齿。只要有足够的间隙排齐，那么在第一、第二、第三序列中的任何微小的不调都应该在治疗早期予以纠正。如果那样，弹性弓丝结合骨微穿孔可以快速解决轻中度拥挤。这对因社交需求或即将出席特殊场合而急需治疗结果的患者是极其重要的，这样前牙可以被快速排齐（图4.15）。

基于牛顿第三定律，当一颗牙齿受力时，其邻近的牙齿也会受到一个大小相等

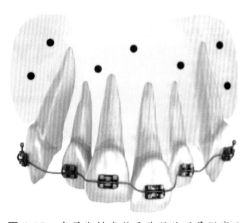

图4.15　在早期排齐整平阶段使用骨微穿孔术。在早期排齐整平阶段，骨微穿孔术可以和弹性弓丝一起使用，快速纠正简单拥挤（骨微穿孔用红点显示）

方向相反的力。为了实现目标牙齿的少量移动，支抗牙齿等量反向移动是可以接受的。但是如果目标牙齿需要更大量的移动，那么支抗牙的反向移动可能会产生明显的副作用，应该予以控制。对于这样的病例，最好用硬丝稳定支抗牙，通过在目标牙周围局部使用骨微穿孔术来增加其移动速率，而不加速支抗牙的移动。一个通用的准则是，早期排齐阶段采用骨微穿孔术应该非常有选择性，并且应局限于目标牙齿周围。

如果没有足够的间隙用以排齐目标牙，那么骨微穿孔术的使用应该推迟，直到可以用硬丝稳定支抗牙，并且为目标牙移动创造足够的间隙。对拥挤尚不能移动的牙齿预先使用骨微穿孔术并不能减少治疗时间。如果临床医生过早使用骨微穿孔术，而没有在目标牙上施加任何力量，那么骨改建将从分解代谢阶段转换成合成代谢阶段，这将延长正畸治疗时间。尽管在严重错位的牙齿上使用骨微穿孔术的同时将其纳入弹性弓丝能产生期望的力量和力矩的假设看似合理，然而事实并非如此。机制简单并不一定意味着方法正确，有时即使使用了骨微穿孔术，治疗时间仍然会显著增加。在上述病例中，在问题复杂的牙齿上使用弹性弓丝会产生不确定的力学系统，这将会产生临床医生难以明显观察到的副作用（图 4.16）。这些机制可能会对邻牙造成影响，并将其挤压错位。这种往返移动将对牙根造成不必要的伤害，并且会延长治疗时间。尽管骨微穿孔术能优化牙齿移动的生物学特性，但是不良的力学设计将显著延迟治疗。

记住骨微穿孔术不能改变控制牙移动的生物力学准则，只有将良好的力学设计与骨微穿孔增强的生物学反应相结合才能缩短治疗时间。在早期排齐阶段结束时，大部分牙齿应该被排齐整平，以备将一根更加坚硬的弓丝入槽作为支抗单元，从而纠正其他复杂的牙齿问题。

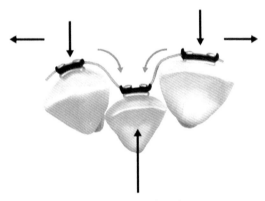

图 4.16　过早以及低效的骨微穿孔术应用。在尚未开辟足够的间隙，没有稳定支抗牙时，过早使用弹性弓丝和骨微穿孔来移动牙弓外锁结的牙齿不仅不会减少治疗时间，还会增加牙根吸收的可能性以及造成支抗牙不必要的移动（深蓝色为力，淡蓝色为力矩）

4.5.1.2　改变牙弓形态

当计划使用增加牙弓长度来获得间隙时，骨微穿孔术应该仅用于需要扩弓的区域。通过在不同牙弓区段内选择性的使用骨微穿孔，有可能改变该区域扩弓的速率，从而改变牙弓的整体形态。如果需要增加牙弓宽度来获得间隙，则骨微穿孔应该在后牙段使用（图4.17A）。在这些病例中，最好不要将前牙入槽以预防其唇倾。扩宽的弹性弓丝能为增加后牙段牙弓周长提供需要的力量。在更多严重的病例中，需要配合使用扩弓装置。如果需要扩宽前牙弓段，则骨微穿孔术应该围绕前牙使用（图4.17B）。在这些病例中，扩宽的弹性弓丝也能在后牙段产生横向的力量；但是，由于前牙比后牙移动得快，所以前牙区弓形的改变比后牙明显。一旦取得了想要的改变，就应该用硬性弓丝稳定住弓形。

4.5.2　晚期排齐阶段

在晚期排齐整平阶段，当大多数牙齿已经排齐并且使用硬丝作为一个支抗单元时，骨微穿孔术是非常有用的。这个支抗单元能抵抗为纠正更严重错位的牙齿而产生的副作用。总之，治疗更加严重错位的牙齿需要3个步骤：①通过在硬丝上近远中移动邻牙创造间隙；②在硬丝上弯曲维持间隙；③使用弹性弓丝将错位的牙齿移入新开辟的间隙中。

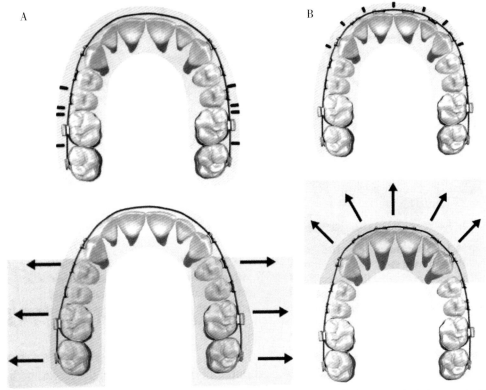

图4.17　使用骨微穿孔术改变弓形。骨微穿孔术能促进后牙段和前牙段弓形的改变。A. 为了将狭窄的牙弓改变成更方的弓形，最好不要将前牙段的弓丝入槽，并在后牙段颊舌侧骨板上使用骨微穿孔术以促进后牙段扩宽。B. 为了将方形牙弓改变成更为椭圆形的弓形，应该在前牙段使用骨微穿孔以促进前牙区骨组织的改建，同时维持后牙段弓形

4.5.2.1　锁𬌗的牙齿

如果一个或多个牙齿锁结在牙弓的舌侧或者颊侧，没有足够的间隙排齐，最好在邻牙上使用骨微穿孔术促进其近远中移动，从而为锁𬌗的牙齿创造间隙。通过在这一阶段选择性使用骨微穿孔术，能在牙齿一侧促进更多间隙的打开（图4.18）。开辟足够的间隙后，可以在锁𬌗的牙齿周围使用骨微穿孔术，同时使用硬丝维持间隙，用弹性辅弓丝产生想要的牙齿移动（图4.19A）。在埋伏牙助萌中也可以应用相似的力学系统。使用弹簧、橡皮圈、辅弓在埋伏牙上施加萌出力，同时在萌出通道上使用骨微穿孔术以促进牙齿移动（图4.19B）。

4.5.2.2　磨牙直立

当磨牙需要直立时，其近中往往由于缺牙而有过量的间隙。在这种情况下，通常有两种力学设计可以使用：①直立的同时关闭间隙，这需要大量的牙根移动；②直立的同时开辟间隙，这主要包括有控制的远中倾斜（图4.20）。如果牙根移动是治疗的主要目标，那么竖直簧应该将牙齿的旋转中心𬌗向移动至牙齿的远中边缘嵴以防止牙冠远中移动（图4.21A）。在移动的过程中，特别值得关注的是，牙根区域的压力水平很高，有可能导致明显的牙根吸收，尤其是在牙槽骨密度较高的区域。通过在牙根移动的方向上预备牙槽骨，不仅可以更快速地达到最终的位置，也更加安全，因为牙根吸收的风险更小（图4.21B）。为了促进牙根移动，防止牙冠移动，骨微穿孔术应该使用在近中牙槽骨上，保留完整的远中牙槽嵴以抵抗牙冠远中倾斜。为了将骨微穿孔术产生的骨代谢效应最大化，应尽可能将骨微穿孔使用在

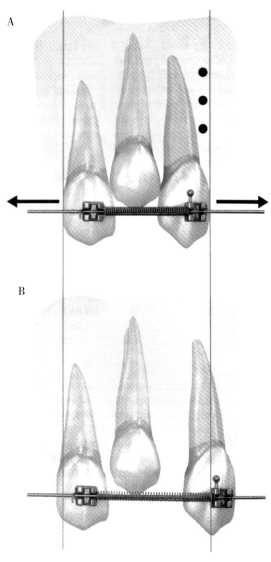

图4.18　在开辟间隙阶段使用骨微穿孔。通过在牙齿一侧创造性地使用骨微穿孔术。A.例如在尖牙近中。B.能在一个方向上增加间隙而非对侧

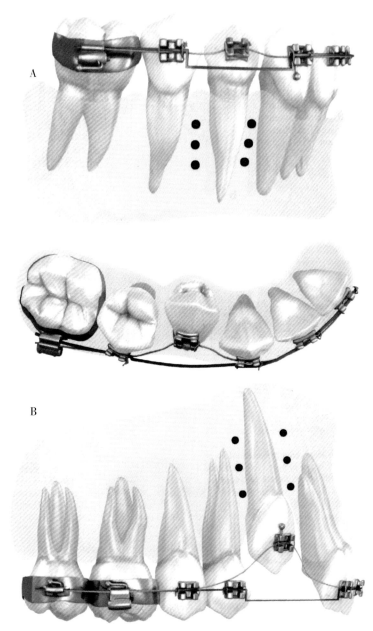

图 4.19　在晚期排齐整平阶段使用骨微穿孔术。在晚期排齐整平阶段，A.间隙预备之后，通过弯制硬钢丝防止支抗牙的移动，目标牙在联合应用骨微穿孔和辅弓时能移动得更快。B.使用相似的生物力学机制，将不锈钢丝置入已经排齐的牙齿作为支抗，同时联合使用辅弓和骨微穿孔能加速阻生牙的萌出

牙槽嵴区域。需要强调的是，单独使用这种机制可能关闭部分近中间隙，然而在磨牙完全直立之前，任何可能关闭间隙的额外尝试都应该避免，这将会产生大量的力矩以对抗竖直簧产生的力矩，并延迟治疗。

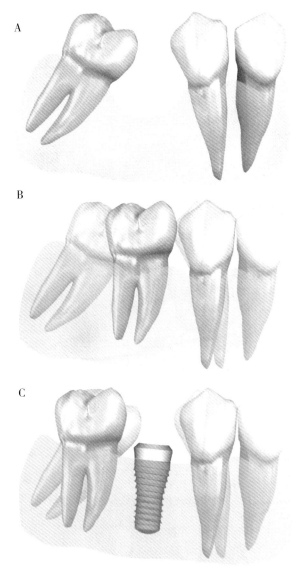

图 4.20 直立磨牙的方法。A. 当一颗后牙被拔除后，邻牙将向拔牙间隙倾斜。对于这些患者的治疗包括：B. 直立磨牙关闭间隙，B、C. 打开间隙植入种植体

在需要磨牙直立伴牙冠远中移动的病例中，旋转中心应该移动到远中根尖（图 4.22A）。这些病例的难度主要在于目标牙的远中牙槽嵴通常很致密，能抵抗牙齿的任何移动。通过在牙冠远中牙槽嵴使用骨微穿孔术，能更简单地直立磨牙，显著减小牙根吸收的风险（图 4.22B）。

4.5.2.3 严重的扭转的牙齿

正畸中一个主要的难点在于纠正严重扭转的牙齿，这类似于治疗牙弓外的锁𬌗的牙齿，主要分为 3 步：①开辟间隙，②保留间隙，③纠正扭转。虽然在靠近

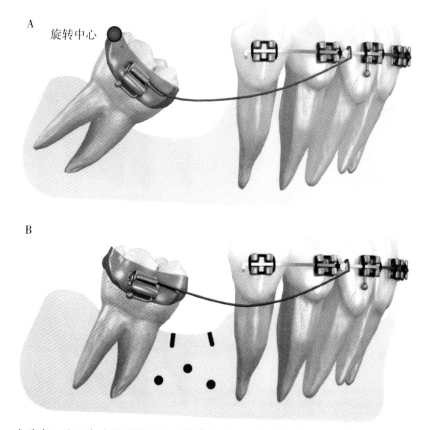

图 4.21   磨牙直立过程中关闭间隙结合骨微穿孔术。直立磨牙同时关闭间隙时牙根移动至关重要。在这些病例中，应该防止远中移动牙冠，并且近中移动牙根。A. 这种方法将会使牙齿的旋转中心转移到磨牙的远中边缘嵴。B. 此外，在磨牙近中使用骨微穿孔能促进牙根生理性移动

邻牙的区域使用骨微穿孔术能帮助开辟间隙，但在严重扭转的牙齿上使用骨微穿孔术仅限于已开辟足够的间隙，并且临床医生能施加扭转的力偶（图 4.23）。对于严重扭转难以纠正的牙齿，高度推荐在其颊舌侧骨板上使用骨微穿孔术，尤其是沿着力偶的方向（图 4.23B）。但是对于大部分病例，在颊侧使用骨微穿孔术已能提供足够的生物学刺激。

4.6   在后期排齐阶段使用骨微穿孔术

骨微穿孔术在后期排齐阶段也十分有用，此时坚硬的工作丝已经完全入槽，可以近远中向移动单个牙齿或者一组牙齿。如果没有骨微穿孔术，成年患者可能需要更长的时间完成这一阶段，这主要取决于牙齿移动量和牙槽骨的质量。将骨微穿孔术与设计良好的力学机制相结合（使用合适的力量和力矩来预防未经控制

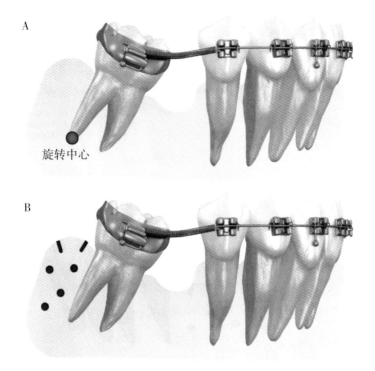

图 4.22　骨微穿孔术在直立磨牙伴牙冠远中移动过程中的使用。临床医生可能会选择远中移动牙冠使磨牙直立。A. 在这些病例中，磨牙的旋转中心将转移至远中根尖。B. 为了促进牙冠远中移动，骨微穿孔应该使用在牙齿的远中，此处牙槽骨致密可能影响牙齿直立

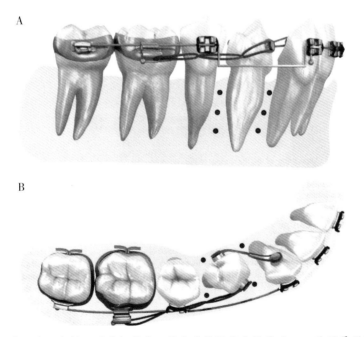

图 4.23　使用骨微穿孔术纠正严重扭转牙。稳定弓丝固定支抗牙后，A. 使用骨微穿孔术能有效治疗严重扭转的牙齿。B. 虽然在大部分病例中在颊侧使用骨微穿孔术已经足够，但是在舌侧使用骨微穿孔术能显著加速牙齿移动

的倾斜移动）能显著加速牙齿移动，最终减少总体治疗时间。在这一阶段，最常见的骨微穿孔术适应证如下：

尖牙内收；

前牙内收；

后牙前移；

后牙远中移动。

4.6.1 尖牙内收

对于需要拔除前磨牙的病例，关闭间隙可以通过内收尖牙后再内收前牙实现，也可以通过同时整体内收6个前牙实现。无论哪种情况，如果患者需要最大支抗，那么使用骨微穿孔术能在加速内收的同时提供最大支抗。有趣的是，拔牙本身是炎症因子的最佳来源，因而能将骨微穿孔术的需求推迟至拔牙后2~3个月。在这些病例中，骨微穿孔术可以在尖牙远中的拔牙间隙使用（图4.24）。为了维持支抗牙周围的骨量，后牙区不应使用骨微穿孔术。

对严重的牙列拥挤，需要在治疗开始就拔除第一前磨牙的病例中，尖牙可以在早期排齐阶段，前牙托槽黏结之前实现部分内收。这种移动能够为排齐前牙提供足够的间隙减少前牙唇倾的风险。片段弓技术在这种情况下最为有效（图4.25）。通过将"V"形曲的生物力学效应与骨微穿孔相结合，为尖牙内收提供最大支抗而不需要使用微种植暂时支抗装置。

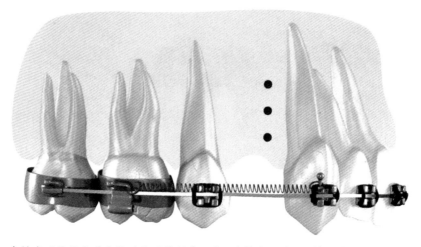

图4.24 在排齐后阶段尖牙内收时使用骨微穿孔术。在排齐后阶段，第一前磨牙拔除2~3个月后，在尖牙远中使用骨微穿孔术并且每月重复一次以加速尖牙移动，直到其内收完成

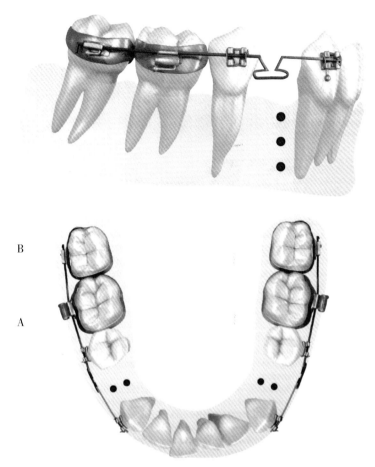

图 4.25　在早期排齐阶段尖牙内收时使用骨微穿孔术。对于存在严重拥挤的病例，A. 早期拔除第一前磨牙，先内收尖牙，这对排齐前牙提供间隙十分重要。B. 在这一阶段，拔牙后 2~3 个月，使用骨微穿孔术结合片段弓技术非常有效

4.6.2　前牙内收

在前牙内收阶段，如果尖牙已经内收，应该在 4 颗前牙周围使用骨微穿孔术（图 4.26）；如果尖牙尚未内收，则应该在 6 颗前牙上使用骨微穿孔。如果计划通过前牙和后牙的交互移动关闭间隙，不需要最大支抗，那么前后段牙弓都应该使用骨微穿孔术。

在下前牙区使用骨微穿孔术能有效帮助 Ⅲ 类错𬌗畸形患者纠正牙性畸形。下前牙区牙槽骨由致密的皮质骨包绕，能明显延缓牙齿移动，增加牙根吸收和支抗丧失的风险。此外，由于牙槽骨致密，下前牙的阻抗中心更靠近根尖，这将明显降低牙齿整体移动的能力。在这类患者中，经常可以见到下前牙严重舌倾，根尖被推向颊侧皮质骨板（未控制的倾斜移动）。骨微穿孔术能有效地预防牙根吸收，

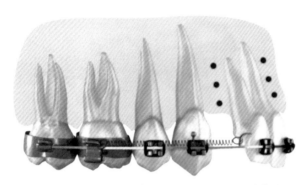

图 4.26　骨微穿孔术在内收前牙时的使用。在后期排齐阶段，尖牙内收之后，使用骨微穿孔术能够加快内收剩余前牙。为达到这个目的，骨微穿孔术可以被使用在侧切牙远中，尖牙与侧切牙之间

增大力矩与力的比值（Mc/F）。虽然这些患者中骨微穿孔的分解代谢反应很显著，但是骨微穿孔的合成代谢效应对刺激皮质骨改建更加关键，如第 5 章所述。因为骨微穿孔术产生的合成代谢反应对治疗Ⅲ类错𬌗畸形患者非常重要，所以在颊舌侧骨板上使用骨微穿孔术可能更有帮助。如果需要利用骨微穿孔术产生的合成代谢反应，则应该使用轻力，加速牙移动不应该成为治疗的焦点。

在上前牙使用骨微穿孔术能极大地帮助治疗覆盖过大的安氏Ⅱ类错𬌗。在这些患者中，不良的力学设计可能会导致不必要的上前牙舌倾。这种可能性在牙槽骨致密的成年患者中显著增加。转矩缺乏可能会增加结束期的治疗时间和牙根吸收的风险。将骨微穿孔术与良好的力学设计相结合，可以在治疗过程中维持前牙良好的角度。

4.6.3　后牙前移

骨微穿孔术的另外一个主要适应证是后牙前移，尤其是在安氏Ⅲ类患者的上颌。在这种情况下，上前牙不能提供足够的支抗，上前牙的任何内收移动都会使咬合恶化并且形成反覆盖。虽然暂时性支抗装置能有效增强支抗，但在后牙区使用骨微穿孔术可以使前移过程中产生更小的阻力，从而相对地增加了前牙的生理支抗（图 4.27）。

对于缺失恒磨牙比如第二前

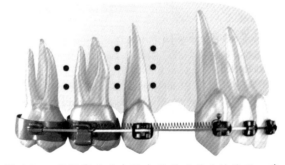

图 4.27　骨微穿孔术在近中移动后牙时的使用。前牙不能作为近中移动后牙的强支抗单元。虽然使用微种植支抗能帮助建立合适的支抗，但是在后牙周围使用骨微穿孔术能促进生理支抗的形成。这样，近中移动后牙时，前牙受力的时间会缩短，在临界病例中，这将减少微种植支抗的需求

磨牙，并且计划通过前移磨牙来关闭间隙的青少年患者，使用骨微穿孔术将非常有效。在这些患者中，拔除乳磨牙之后，在第一恒磨牙周围（图 4.28）使用骨微穿孔术能在需要更少的前牙支抗单元的同时加速磨牙前移，并且降低牙根吸收的风险。应该强调的是，由于骨密度较低的原因年轻患者使用骨微穿孔术的区域应该更少。为了在前移第一磨牙时降低在前牙支抗单元上的压力，最好利用第二磨牙的萌出力，并且让第二磨牙自然地近中移动。

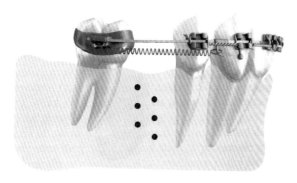

图 4.28　在青少年患者中使用骨微穿孔术替代缺牙。对于缺失第二前磨牙的患者，拔除乳磨牙之后，在第一恒磨牙周围使用骨微穿孔术加速磨牙前移，关闭间隙

在大部分后牙已经萌出的病例中，最好将目标牙远中的牙齿作为支抗单元，一次只移动一颗牙齿，以减小前牙受力。在这些病例中，骨微穿孔术只能被运用在目标牙齿周围，而不能用于作为支抗的后牙上（图 4.29）。当后牙逐颗前移时，需要频繁使用骨微穿孔术来维持该区域的分解代谢活性。

虽然骨微穿孔术能通过降低牙齿移动轨迹上的阻力，有效帮助备抗，但如果牙齿移动距离过大，那么前牙失抗的风险也将会增加。因此，对于牙齿移动距离较大，需要最大支抗的病例，仍然强烈推荐使用其他方法增加支抗。

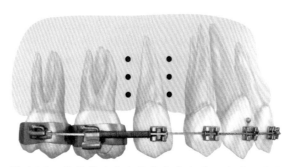

图 4.29　骨微穿孔术在成年患者中关闭缺牙间隙时的使用。在缺牙的成年患者中，在缺牙区使用骨微穿孔术能促进后牙逐渐前移。远中的牙齿可以作为暂时性支抗，以减轻前牙压力

4.6.4　后牙远中移动

后牙远中移动是有困难的，因为对抗其远中移动的皮质骨阻力很大，而且前牙段支抗牙向前移动将会使咬合关系恶化。骨微穿孔术能帮助克服所有这些困难。在远中牙槽骨上使用骨微穿孔术能降低牙齿远中移动路径上的骨阻力，同时增强生理支抗，减少前牙段受力。对于需要大量远移的病例，建议将微种植支抗与骨微穿孔术结合使用（图 4.30）。

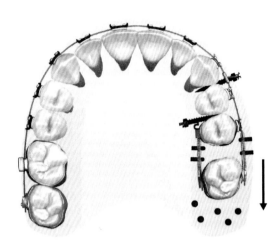

图4.30　使用骨微穿孔术远中移动后牙。对于需要远中移动后牙的患者，在远中皮质骨使用骨微穿孔术能显著促进后牙远中移动。当需要大量远移时，可以将微种植支抗和骨微穿孔术结合使用

4.7　完成阶段

　　大部分的完成阶段都没有必要使用骨微穿孔术，因为只剩下一些咬合需要精细调整。但是，有两种情况使用骨微穿孔术有优势：①有小的剩余间隙难以关闭；②需要大范围牙根移动，拔牙侧牙根平行度、转矩的调整。

4.7.1　关闭剩余间隙

　　有些患者在关闭了大部分间隙之后，剩余间隙的关闭存在阻力，或者在完成阶段间隙散开。这主要是因为颊、舌侧致密的牙槽骨导致牙齿不能完全移动，或者间隙关闭是通过牙齿倾斜移动实现的。在这些病例中，在颊侧或者舌侧骨板使用骨微穿孔术能消除来自周围骨组织的残余阻力，有效帮助关闭剩余间隙。此外，为了促进牙根移动，在适当的力学机制下，骨微穿孔术可以通过促进适当的牙齿移动最终纠正未经控制的倾斜移动。

　　然而，如果在治疗的早期阶段使用骨微穿孔术，那么治疗过程中的大部分牙齿移动将得到优化，在完成阶段将不需要有大量的牙移动。

4.7.2　调整牙根的角度

　　在排齐后阶段以及内收上、下前牙时，使用不恰当的力学机制，将改变前牙的角度。力矩和力的比值（Mc/F）不足将导致明显的前牙倾斜（转矩丢失），这将恶化咬合和美观。同样，在间隙关闭阶段，由于力的副作用，后牙段牙根角度可能发生改变，这需要在完成阶段予以纠正。所以，建议在排齐后阶段拍摄全景

片以评估牙根的位置。同理，评估患者的微笑和侧貌有助于临床医生判断上、下牙齿是否内收过度，以及是否需要调整转矩。

在排齐后阶段将骨微穿孔术与合适的力学设计相结合，能够在完成阶段有效避免这些问题。但是，如果遇到了这些问题，临床医生可以使用骨微穿孔术来实现想要的牙齿移动，减少前牙和支抗牙牙根的压力，最终完成治疗。通过使用骨微穿孔术，能降低牙根移动路径上的骨阻力，在短时间内完成矫治（图4.31）。在这一阶段，治疗的主要目标是维持排齐后的牙冠位置，主要集中于牙根移动。

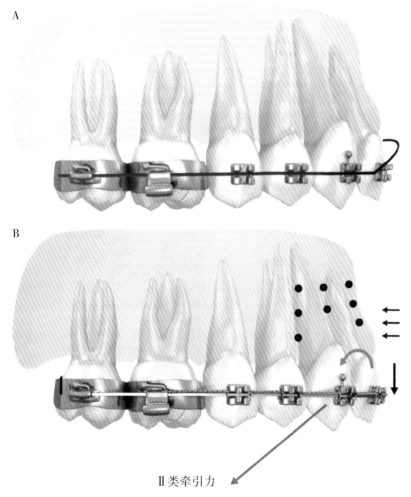

图 4.31　使用骨微穿孔术纠正转矩。A. 当前牙严重内倾时，使用能在前牙区产生足够力偶的力学系统；B. 结合围绕前牙区的骨微穿孔能促进牙根移动，并且不会在牙根或支抗牙上产生明显的压力（蓝色箭头代表力矩，短箭头代表力，黄色箭头代表牙弓间使用的 II 类牵引）

4.8 保持阶段

正畸的主要难点之一在于治疗后的复发。关于骨微穿孔术是否能减少复发的研究很少，但是临床经验提示其具有一定意义。骨微穿孔术可以通过如下途径促进治疗后的稳定性：

1. 在严重拥挤病例中使用骨微穿孔术可以促进牙根周围广泛的组织改建，在牙周纤维和新形成的骨组织之间形成新附着。这将防止应力纤维导致的复发。

2. 骨微穿孔术能促进适当的牙齿移动（整体移动而不是倾斜移动），使得牙齿位于一个更加稳定直立的位置，从而获得更好的治疗结果。平行牙根，获得理想的覆𬌗覆盖，纠正转矩，直立不合适的倾斜，广泛移动牙齿从而在建立良好的咬合同时保留牙根完整性，这些都将促进最终的稳定性。

3. 骨微穿孔术的合成代谢效应可以通过促进骨组织随牙齿移动而改建，避免骨开窗和牙根暴露，从而使得治疗结果更加稳定。

另一个保持阶段使用骨微穿孔术的明确适应证是，患者戴用保持器方法不恰当或时间不充足，导致少量复发。在这种情况下，如果患者拒绝使用固定矫治器再治疗，那么可以使用简单的活动矫治器或者透明矫治器配合骨微穿孔，在短时间内重新排齐牙齿，建立咬合。

（王珈璐　李文磊　孙　莲　译，张卫兵　潘永初　校）

参考文献

[1] Alikhani M, Alansari S, Sangsuwon C, et al. Microosteoperforations: minimally invasive accelerated tooth movement. Semin Orthod, 2015, 21(3):162–169.

第 5 章
骨微穿孔的合成代谢效应：皮质漂移

Mani Alikhani, Sarah Alansari, Chinapa Sangsuwon, Miang Che Teo, Pornpan Hiranpradit, Cristina C. Teixeira

内容摘要

M. Alikhani (✉)
Department of Biology, Harvard School of Dental Medicine, Boston, MA, USA
Consortium for Translational Orthodontic Research, Hoboken, NJ, USA
Department of Applied Oral Sciences, The Forsyth Institute, Cambridge, MA, USA
e-mail: mani_alikhani@hsdm.harvard.edu

S. Alansari
Consortium for Translational Orthodontic Research, Hoboken, NJ, USA
Department of Applied Oral Sciences, The Forsyth Institute, Cambridge, MA, USA
e-mail: sarah.alansari@nyu.edu

C. Sangsuwon • M.C. Teo • P. Hiranpradit
Consortium for Translational Orthodontic Research, Hoboken, NJ, USA
e-mail: cs3014@nyu.edu

C.C. Teixeira
Department of Orthodontics, New York University College of Dentistry, New York, NY, USA
Consortium for Translational Orthodontic Research, Hoboken, NJ, USA
e-mail: cristina.teixeira@nyu.edu

5.1 引 言

前面章节已经广泛讨论了骨微穿孔术（MOPs）的分解代谢效应，其特征是对骨微创做出反应而释放炎症标志物，从而激活破骨细胞并刺激骨吸收。然而，分解代谢效应不是骨微穿孔术的唯一效应。事实上，破骨细胞将被成骨细胞所取代以开始修复阶段，恢复被吸收骨的结构。这个时期被称为合成代谢期。

骨微穿孔术的分解代谢期如前所述具有许多临床应用，同时，骨微穿孔术的合成代谢期可显著促进正畸矫治，因此也应纳入治疗计划。值得注意的是，与临床医生的意愿无关，分解代谢后会自然出现骨微穿孔的合成代谢效应。每当临床医生应用骨微穿孔术加速牙齿移动，增强生理支抗，减少牙根吸收或长距离移动牙齿时，伴随着破骨细胞的活化，成骨细胞活动具有积极作用，有助于保持牙槽骨的完整性。临床医生通常不知道骨微穿孔术的这些有益特征，因此可能无法正确利用它们。但是，在许多临床情况中，可能不需要骨微穿孔术的分解代谢效应，临床医生却需要利用骨微穿孔术以激活其合成代谢效应。本章的目的是培训临床医生，在需要额外骨形成时如何将骨微穿孔术的合成代谢效应纳入正畸治疗计划中。骨微穿孔术的合成代谢效应会将牙齿移动的范围扩大到之前被认为是不可能的区域。逐步完成骨形成而避免骨切割、翻瓣或移植，因此可以增加用非手术矫正许多中等和严重骨性问题的机会。

为了更好地理解骨微穿孔术的这种独特性质，本章将进一步地阐述支持双相单位的生物学原理。

5.2 双相单位：骨骼自然适应的基础

颅面部骨骼的基本形成单位被定义为，破骨细胞去除旧的骨结构并引导成骨细胞建立一个新结构。由于该单位的活动发生在两个连续时期，包括骨吸收（分解期）及紧随其后的骨形成（合成期），该单位称为双相单位。基于这个理论，破骨细胞在塑造包括牙槽骨在内的颅面骨骼中起着重要作用。在这个过程中，破骨细胞作为极性细胞发挥作用，骨形成的方向取决于破骨细胞的吸收方向。这种方向性在天然骨重建锥体中，可以很容易地被观察到。骨重建锥体形成于骨骼中，作用是去除旧骨并用新骨替换。在锥体中，破骨细胞充当前线并决定成骨细胞活动的路线（图 5.1）。因此，这个单位在为了满足软组织需求而自然发生的颅面区域生长中起着重要作用。由于双相单位的活动，皮质骨可以在适应软组织生长的生长方向上漂移，这个过程称为皮质漂移。

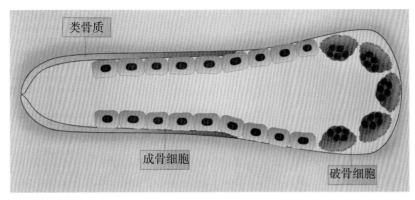

图 5.1 骨重建锥体示意图。重建锥体在为应对自然需求而发生的骨骼更新中起重要作用。破骨细胞活动去除锥体前面的骨，而成骨细胞重建锥体后部的骨骼。这是具有两个连续时期的双相单元的一个例子，包括发生在一个特定方向的骨吸收（分解代谢时期）和紧接着的骨形成（合成代谢时期）

双相单元的功能取决于破骨细胞和成骨细胞之间的交流。正如在第 1 章中讨论的那样，破骨细胞活动和成骨细胞活动之间的耦合可以通过 3 种不同通路发生：破骨细胞释放旁分泌因子，直接的细胞间相互作用和由于破骨细胞吸收活动导致的骨基质蛋白的释放（图 1.6）。虽然这些路径从根本上是不同的，但它们有一个共同的重要特征。在每种情况下，破骨细胞活动都先于成骨细胞活动。

双相单位的活动不只限于儿童和青少年的生长发育时期，而是在人的一生中随着年龄增长而有限度的发生。例如，拔牙后的成人中可以观察到天然的皮质漂移。对颌牙弓的牙齿及牙齿周围的皮质骨会向拔牙间隙突出（图 5.2）。同样，皮质漂移可以在病理条件下发生，例如在囊肿或肿瘤的缓慢生长期间（图 5.3）。在这些情况下，尽管破骨细胞通过吸收骨质为肿瘤或囊肿创造了空间，但由于周围皮质骨漂移至外周边界从而刺激了骨的形成，因此扩展了牙槽骨。有趣的是，在囊肿或肿瘤急性生长的情况下，虽然有显著数量的破骨细胞被激活，疾病的进展依然比修复过程更快。因此，成

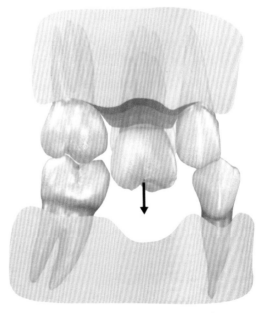

图 5.2 牙齿萌出过程中的皮质漂移。在牙齿自然萌出期间，缓慢的皮质漂移是维持骨–牙齿关系的机制（蓝色箭头表示牙萌出方向）

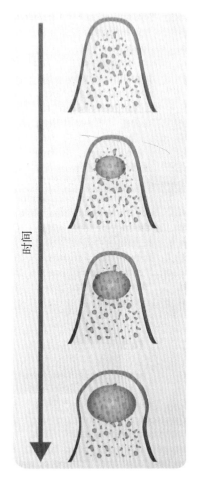

图 5.3 皮质漂移对病理性疾病的反应。为了应对一个缓慢生长的囊肿或肿瘤（从顶端到底端的图像），皮质漂移容纳了病理性增大（蓝色圆圈所示）。这种现象在病理性疾病的增长速度超过皮质漂移速度时将不会发生

骨细胞没有足够的时间来产生新骨，导致了皮质板的穿孔，而不是牙槽骨的扩展。这一观察结果也强调了当需要新骨形成时缓慢治疗的重要性，目的是允许成骨细胞产生新骨。

虽然破骨细胞在成骨细胞之前被激活，但在分解代谢活动的初期之后，破骨细胞将会移动到新的位置，活性成骨细胞会代替骨被破骨细胞吸收。因此在皮质漂移期间，会有一个阶段，破骨细胞和成骨细胞同时在相邻位置工作。在清除了激活破骨细胞的刺激物后，分解代谢期将会结束，只有成骨细胞留在该区域以完成工作。

由于时间因素在这个过程中的作用，双相单元的动力学会被那些用"快照"技术研究骨骼的研究人员错过。因为快照技术只能捕捉位于分解代谢或合成代谢期的骨质。由于没有将骨骼看作一个充满活力的环境，他们可能会仓促得出结论：破骨细胞和成骨细胞活动并不协调，它们是分离和孤立的现象。而这与现实情况相距甚远。

5.3　骨微穿孔在皮质漂移中的应用

软组织需要触发骨内双相单位的生理性和病理性活化使其适应这些变化。同样，骨微穿孔术的应用可以人为刺激双相单位，这不仅有助于将破骨细胞聚集到目标区域以移除旧骨，也可以激活成骨细胞从而重建牙槽骨，这正是临床医生的期望。骨微穿孔术的这种特性可应用于两种最主要的临床情况。

5.3.1　扩大现有牙槽骨的边界

治疗成人正畸患者的主要挑战之一是牙槽骨颊侧和舌侧皮质板的厚度。这些皮质板被认为是牙齿移动的自然界限。据推测，任何将牙齿移动到这些边界之外的尝试都可能会导致显著的牙根吸收，这是因为缺少了与牙移动相协调的骨移动。

这种局限性对于临床决策有巨大影响，例如拔牙或不拔牙，手术或非手术的治疗计划的选择。当有显著的骨性问题导致治疗需要移动牙齿超出皮质板边界时，正畸医师因为相信这种自然限制，会建议将正颌手术作为避免骨开裂的唯一选择。

对于严重的骨性问题，正颌手术可能仍然是最好的解决方案；然而，对于许多中度严重的问题，骨微穿孔术为牙齿和骨性矫正提供了一种保守方法。颊侧或舌侧皮质板的浅表穿孔可以刺激双相单位，使骨质在皮质板的表面形成。这些浅表穿孔与正畸牙齿移动的联合可以使皮质板沿牙齿移动方向漂移。

这种与牙齿缓慢移动相结合的现象可以帮助骨骼发育，同时在移动牙齿时保持周围牙槽骨的完整性。由于骨微穿孔术的这种合成代谢效应，扩大牙齿移动的边界现已成为可能。这在两个治疗领域有重大影响，成人上腭扩弓和内收安氏 Ⅲ 类患者的下前牙。这两种情况将在本章后半部分进行更详细的讨论。由于这些骨骼变化，可以认为骨微穿孔术具有矫形作用。

5.3.2　刺激骨质流失区域的骨形成

正畸治疗的挑战之一就是在那些明显的骨质流失区域移动牙齿，如旧拔牙创处的剩余牙槽嵴（图 5.4）。这些区域也可能是由于创伤性拔牙（图 5.5）或根骨粘连的牙齿周围缺少牙槽骨的发育。在该区域的骨微穿孔不仅促进了牙齿移动，也刺激骨形成。在牙齿移入缺损区时，这有助于保持周围牙槽骨的完整性。值得注意的是，骨移植或种植体并不总是实际可行的选择。骨微穿孔术的合成代谢效应使临床医生可以将通过牙齿移动关闭间隙作为可行的选择。随着骨微穿孔术的应用，这不再被认为是正畸治疗中的一大挑战。

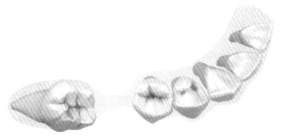

图 5.4　旧拔牙创处的牙槽嵴缺损。拔牙伴随着垂直向与水平向的严重骨吸收。该处剩余的骨通常是一块高密度的皮质骨。正畸牙移动到这些间隙被认为是一大挑战，伴有许多令人困扰的并发症

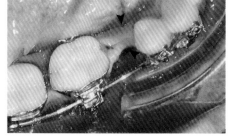

图 5.5　由于创伤性拔牙导致骨质流失的临床表现。创伤性拔牙处的牙槽嵴呈现出严重的骨质流失（黑色箭头所指）。这是一个需要应用骨微穿孔术的完美例子，即诱导合成代谢效应

5.4　骨微穿孔在正畸治疗中的合成代谢效应

5.4.1　一般注意事项

治疗阶段和患者需求将决定临床医生是否需要延缓或促进骨微穿孔术的合成代谢效应。

当需要骨形成时，合成代谢效应是应用骨微穿孔术的主要目标，应该促进而不是延缓。在这些情况下，合成代谢时期应该在牙齿移动之前或者至少与牙齿移动同时进行。例如，在成人扩弓中，使骨和牙齿安全地颊向漂移对维持牙槽骨完整性非常重要。在这些情况下的颊侧皮质板的皮质漂移有助于将手术病例转变为非手术病例。在这种情况下，虽然应用深层骨微穿孔可能有助于改变骨密度以促进运动，但在皮质骨上多个浅表骨微穿孔的应用可促进皮质漂移，允许骨质随着牙齿移动。

由于维持新骨需要机械刺激，因此建议在牙齿移动的同时刺激骨形成。没有机械功能的骨骼形成只是暂时的，并且会在不久之后消失，与所有无功能的骨骼类似。拔牙后可能发生这种现象，即牙槽骨会在短时间内吸收。

必须注意的是，如果临床医师延长应用骨微穿孔术之间的时间间隔，合成代谢效应会紧随分解代谢而自然发生，从而产生新骨。但是，如果分解代谢效应是应用骨微穿孔的主要目的，那么时间间隔的延长可能会破坏这一目的，并且适得其反。在这些情况下，临床医师应该延缓骨微穿孔术的合成代谢效应，通过频繁应用深层微骨穿孔使目标区域破骨细胞的活性时间更长，并延长分解代谢反应。

5.4.2　常见的临床应用

5.4.2.1　成人扩弓期间的皮质漂移

牙槽皮质骨规定了正畸牙移动的物理和生理界限。在大多数正畸治疗计划中，没有必要越过这个界限。单个牙齿可以在唇侧和舌侧皮质骨之间的骨小梁部分沿矢状向简单并安全地移动。但是如果我们打算将牙齿移动到超出唇侧或舌侧皮质板时会发生什么？

这是一个关键性问题，并且当遇到临界拔牙病例时正畸医生会面临一个难题，即扩弓将提供解除拥挤所需的间隙，但牙槽骨的边界不足以承受扩弓。因此，对于正畸医生来说通过增加皮质板表面的骨形成来处理这些边界条件是非常有价值的。

如前所述，成人扩弓的主要关注点是，牙槽皮质骨会否跟随牙齿移动而导致牙齿移出皮质板。在儿童中，由于腭中缝较宽，在扩弓期间可能会有显著的骨性移动而更少的依靠牙槽骨的移动。然而，在成年人中，由于腭中缝更窄且交叉更多，扩弓力的应用产生的骨骼变化有限，而主要引起牙槽骨改变。

　　虽然儿童的扩弓很大一部分是骨性的，但也会引起牙槽骨改变，只是在儿童中更安全。儿童牙槽骨更宽（由于容纳了乳牙和恒牙），细胞更多，骨小梁区域更大，皮质骨密度较低。成年人的骨骼条件不同，牙槽骨随年龄增长而逐渐变得狭窄，细胞更少，骨小梁更少伴随着皮质骨密度的显著增加。

　　由于这些限制，牙槽骨的重建应该是成人扩弓的主要目标。只要成年人的牙槽骨可以随着牙齿移动，最后扩弓的结果就与腭中缝扩展没有区别。为了达成这个目标，骨微穿孔术的分解代谢和合成代谢效应都是需要的。骨微穿孔的分解代谢效应暂时性降低牙槽骨的密度以促进牙槽骨中牙齿更理想的移动（整体），并降低根吸收的可能性。另一方面，骨微穿孔的合成代谢效应刺激了颊侧皮质板骨膜表面的成骨细胞活动，使皮质漂移（图 5.6）。因此，成人扩弓期间应使用两种类型的骨微穿孔：为了减少牙槽骨的密度，推荐使用较深但较少的骨微穿孔；为了刺激骨膜活动，建议使用多个但较表浅的骨微穿孔（图 5.7）。由于大部分的骨骼形成都需要围绕着皮质板的中部到咬合部分，表浅的骨微穿孔应针对那些区域，而深骨微穿孔可以指向牙槽骨更向根尖部的位置以促进牙根移动。但是，最好限制骨微穿孔打在附着龈上的穿孔数目，无论是浅还是深骨微穿孔，并且改变穿孔尖端的角度以到达被指定的骨的不同区域。这将使穿透更简单患者舒适度更好。

　　虽然少量的深孔可以刺激骨微穿孔的分解代谢效应，但是为了在颊侧皮质板上均匀刺激骨形成需要数量众多的浅孔（图 5.8）。在上颌骨中，根尖部的牙槽骨实际上更

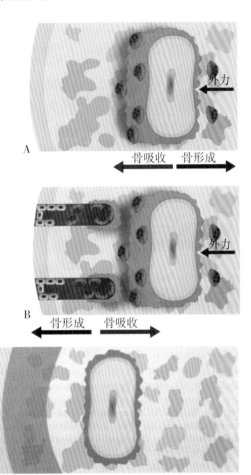

图 5.6　MOPs 后扩弓期间的皮质漂移。在扩弓期间以及因为横向力，双相单位被激活（A）导致骨吸收（红箭头）随后是骨形成（蓝箭头）。B.在扩弓过程中应用短穿孔可激活表面的破骨细胞，从而激活成骨细胞使之刺激重建锥体或第二双相体，导致表面的皮层漂移。C.皮质漂移将扩弓期间的骨移动与牙齿移动结合了起来

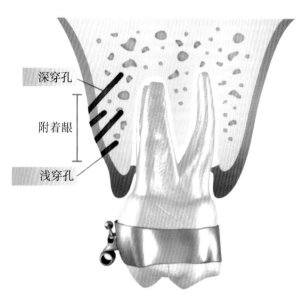

图 5.7 附着龈中的浅骨微穿孔会刺激皮质漂移。虽然深穿孔可以刺激骨小梁内部深处的分解代谢作用从而促进牙移动，多个浅穿孔足以刺激皮层漂移

宽；因此，应用深骨微穿孔刺激腭壁上的分解代谢效应不是必需的，而且两种类型的骨微穿孔应用于颊侧都已经足够了。另外，这两种类型的穿孔都可以在施加力之前（扩弓器使用前数周）或与扩弓器的使用同时进行。

应该强调的是，为了实现适当的骨形成，施加力应该非常缓慢（每 2 天打开一次扩弓器）以配合成骨细胞活化。在这种情况下，随着扩弓力逐渐向力的方向激活破骨细胞，浅短骨微穿孔激活表面的破骨细胞和成骨细胞产生皮质漂移（图 5.6）。

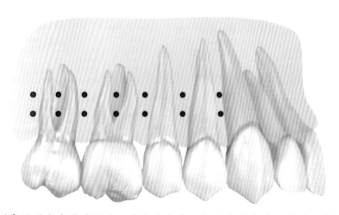

图 5.8 刺激骨膜表面的合成代谢效应。多个分布在目标区域的浅穿孔对骨膜表面具有合成代谢效应。这些浅穿孔将激活破骨细胞并因此激活成骨细胞（双相单位），同时会导致骨膜下出血，促进坚硬的骨骼形成

5.4.2.2　前牙内收或伸长

　　皮质骨不仅是前牙横向移动的限制，而且也是矢状向移动的边界。这个边界可以决定临床医生在手术与非手术治疗之间的决定，尤其对于骨性Ⅱ类和Ⅲ类的患者。与扩弓类似，前牙朝向皮质骨的任何移动不仅会造成根吸收的风险也可能导致牙齿移出骨质，引起骨开裂或骨开窗。由于皮质骨的高密度，即使是最好的力学设计也常常会引起不受控的倾斜，上下前牙的牙根压向唇侧皮质骨，牙根的近牙冠部分被推向舌侧牙槽嵴。具有高 M/F 比值的声音力学如果结合 MOPs 的分解代谢作用（降低骨密度），将增加健康运动的可能性并降低根吸收的可能性。

　　利用骨微穿孔的这一特性，应将深骨微穿孔应用于唇板，而浅骨微穿孔应用于舌板咬合部分中部以刺激移动方向的骨膜活动（图 5.9）。在严重Ⅲ类骨性问题的情况下，当拔除下颌第一前磨牙并且需要大量内收尖牙时，内收进行时最好延迟在下前牙上放置托槽，相反的，可以通过骨微穿孔促进自然的皮质漂移。在没有任何正畸力的情况下，骨微穿孔将促进下前牙的自然远中漂移。这种自然的牙齿和骨骼漂移可以显著降低任何对下前牙牙根和牙槽骨的副作用可能性。类似的原理可以应用于严重的Ⅱ类和上颌前牙。

5.4.2.3　牙槽嵴缺损中的牙齿移动

一项伴随许多并发症的挑战

　　牙齿的近远中移动过程中，适当的定向力很少出现牙齿将皮质骨设定的物理极限给破坏的危险。唯一可能危及皮质骨完整性的矢状运动是当牙齿移入牙槽骨严重吸收的区域时（例如，陈旧拔牙区域），或者当较宽的牙齿（如磨牙）向牙

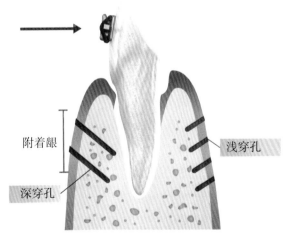

图 5.9　骨微穿孔刺激合成代谢效应在Ⅲ类患者中的应用。在Ⅲ类患者中，需要大量内收下前牙，下颌牙槽骨舌侧的浅穿孔可以刺激移动方向上的皮质漂移。除了颊侧皮质骨上的长穿孔外，还应该应用这些促进牙齿移动

弓中较窄的区域（如较小的前磨牙近中）移动较大距离时。这些区域通常被高度低而宽度窄的密质皮质骨所占据。

移动牙齿以关闭这些间隙是非常具有挑战性的，会引起牙根部的吸收，通常出现牙冠倾斜到缺牙区，而牙根没有显著的移动（图5.10）。在颊和舌侧都可以观察到根部骨开窗，并且可能发生牙槽骨的萎缩。此外，牙齿移动速度缓慢常常阻碍临床医生和患者尝试关闭大的拔牙间隙。临床医生通常会建议患者植入种植体，但由于严重的骨吸收和牙槽骨宽度不足，种植可能不太容易实现。在某些情况下，放置固定桥可能不太合理，尤其是如果相邻的牙齿完好且健康。

牙齿移动之前的牙槽嵴增高术可以解决问题吗？

当临床医生决定关闭较大的间隙时，在移动之前移植被吸收的骨是否有益？虽然种植区域的移植是有益的[1]，但在牙齿移动之前移植被吸收的牙槽嵴的优势是有争议的。首先，由于这些区域骨质已经被吸收，所以在该区域保持移植的稳定并不是一项简单的任务。由于缺乏稳定性，牙齿的移动应该推迟到骨质形成发生后，这可能需要2~12个月。在此期间，骨形成将有助于增加骨密度，因此可能进一步推迟牙齿移动并增加根吸收的可能性，因为破骨细胞分解密质骨需要更长的时间。其次，人们普遍认为移植能更有效地增加牙槽嵴的横向宽度，而不是垂直向高度[2]。从种植体的角度来看，增加骨宽度可以允许使用更宽的种植体，并能显著提高稳定性，但从正畸角度来看，最重要的因素是牙槽骨的高度。第三，移植是一种非常敏感的技术，取决于膜的应用方法及其稳定性，移植物可能会达到50%的吸收[3-4]。综合考虑这些因素，以正畸为目的的缺牙区域的移植是否有益值得商榷。

当通过牵张成骨来完成牙槽嵴增高术时，新骨具有足够的高度并且可以作为支架以维持牙齿移动后的骨完整性。此外，新骨的密度不足以影响移动的分解代谢阶段。这对于严重吸收的病例可能是一种有益的治疗选择。然而，由于过程的复杂性，其实用性受到质疑，并且在日常情况下是不合理的。

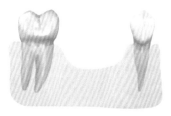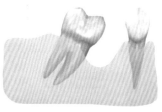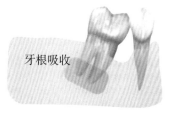

牙根吸收

图5.10 正畸牙移动到牙槽嵴缺乏的区域。缺嵴区的致密皮质骨阻碍牙齿移动，导致牙齿倾斜和牙根吸收。此外，缺乏对成骨细胞的刺激，同时限制皮质漂移的量可能导致牙槽骨丧失和牙根暴露

骨微穿孔术和皮质漂移作为一种简单有效的解决方案

如果正畸医生计划关闭这些间隙，骨微穿孔可以通过两种机制来促进该过程：通过破骨细胞活化来降低骨密度，使牙齿移动不会出现显著的延迟、牙根吸收或倾斜（图5.11）；并通过成骨细胞活化来重建和维持牙槽骨的完整性（双相单位）。在这些情况下，骨微穿孔不仅应用于颊板，也应用于牙槽嵴，如果可能的话，还应用于舌侧骨皮质（图5.12）。应该每个月或至少隔一个月重复一次骨微穿孔，直到所有间隙都关闭。应该强调的是，在骨小梁存在的情况下成骨细胞迁移快，而皮质漂移则是个缓慢的过程。因此，在这些情况下，将骨微穿孔与缓慢的牙移动相结合是成功的关键。

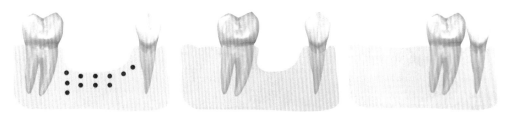

图5.11　骨微穿孔术在牙齿移动到缺嵴区中的应用。深穿孔的应用可以刺激分解代谢效应，减少剩余牙槽嵴区致密皮质骨造成的副作用，而浅穿孔刺激皮质漂移，以确保在移动过程中牙齿周围的骨完整性

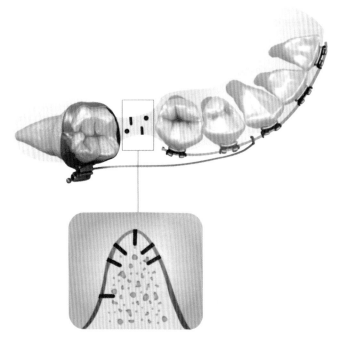

图5.12　骨微穿孔术在牙槽嵴缺损区域的应用。在陈旧拔牙区域，同时应用骨微穿孔在颊侧皮质骨和覆盖着致密的皮质骨的剩余牙槽嵴上，如果可能的话，还应用于舌侧皮质骨

牙周膜（PDL）在皮层漂移中的作用

骨微穿孔的应用结合了依赖于分解代谢的牙齿移动与依赖于合成代谢的骨形成，以恢复先前缺牙部位的牙槽骨高度和宽度。值得注意的是，牙齿移动后拔牙间隙内的牙槽骨的最终高度和宽度大部分取决于移入牙齿的周围牙槽骨的高度和宽度，而不是拔牙部位先前存在的牙槽骨的高度和宽度（图 5.13）。这是由于牙周膜具有决定牙槽骨最终几何形状方面的作用。

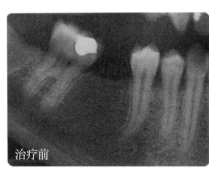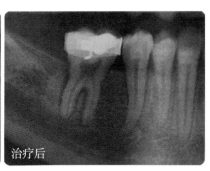

图 5.13　骨微穿孔术对牙槽骨高度的影响。当应用骨微穿孔激活皮质漂移到拔牙部位的剩余牙槽嵴时，牙槽骨的最终高度取决于移动前牙槽骨的高度。这在第一磨牙拔除部位的"前后"X光片中清晰可见。骨微穿孔不能增加关闭间隙的移动中的牙槽骨高度

临床医生应区分不可逆的永久性牙槽骨丧失和由于牙齿位置导致的牙槽骨可逆性几何变化，如过度倾斜的牙齿。由于牙齿的倾斜度随正畸力的变化而变化，牙槽骨的几何形状将由于牙周膜的存在而改变，并且只要牙周膜完好无损，通过反向移动就可以改变这种形状。因此，在牙齿移动到拔牙间隙期间，如果牙齿倾斜，则牙槽骨的轮廓将呈口袋状。这个口袋不是真实的（假口袋），并且在直立阶段，只要牙周膜完好无损，牙槽骨的轮廓就会被纠正（图 5.14）。

牙周膜的意义在正畸移动期间被最好地体现了出来，当伴有骨丧失和骨萎缩的牙齿移动到拔牙间隙（例如由于牙周疾病）。这种骨丧失仍会保留在牙齿周围，即使拔牙区域的牙槽骨具有更有利的高度和宽度，牙齿周围的骨质丧失仍然与移动之前相同，并且即使运用骨微穿孔，高度和宽度方面也均不会有改善（图 5.15）。换句话说，骨微穿孔的合成代谢效应不能恢复已存在骨丧失或附着丧失的牙齿周围的骨质。

牙移动后的骨移植

在牙齿正畸移动之前对伴有附着丧失的牙进行骨移植有益吗？如果移动牙有骨丧失，骨丧失部位由无论任何类型的移植物重建，但是牙齿和新骨之间并未通过 PDL 建立附着，那么新骨就是不可持续的，并且不会在正畸牙移动过程中随牙

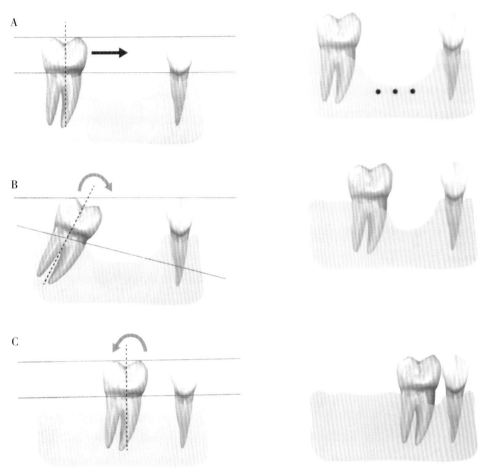

图 5.14　牙槽骨几何形态的可逆变化。虽然由于牙周病引起的牙槽骨丧失是不可逆的，但由于牙齿的角度变化导致的骨结构改变是可逆的，不应该与骨质丧失相混淆。A. 牙齿移动到拔牙间隙之前。B. 牙齿移动过程中的倾斜和支撑骨结构的改变。C. 通过竖直牙齿来逆转骨结构的变化。这些变化不会导致骨质丧失

图 5.15　骨微穿孔对剩余牙槽嵴高度的临床疗效。骨微穿孔的应用允许牙齿移动到骨质丧失的区域－具有致密的牙槽骨－没有牙根吸收或严重倾斜。然而，即使应用骨微穿孔，牙槽骨的最终高度取决于移动牙周围牙槽骨的原始高度

齿发生漂移。如前所述，为了骨质能随着移动的牙齿漂移，需要通过 PDL 与牙齿连接。因此，如果需要骨移植来恢复移动牙周围的骨缺损，最好延迟手术，直到所有正畸牙移动完成。

5.4.2.4　邻近上颌窦的牙槽嵴的皮质漂移

在上颌骨中，长期的拔牙间隙可伴有严重的骨吸收，并且由于上颌窦靠近牙槽嵴而复杂化。移动牙齿使之通过一侧由口腔和另一侧由上颌窦包围的致密皮质骨（图 5.16A）需要大量时间和额外的过程。牙移动缓慢可能会促使临床医生施加

更大的力，这会增加牙齿所受力的大小，因此导致更多的倾斜，而对牙齿移动的速度没有帮助。此外，由于牙齿通过上颌窦的移动需要伴随显著的骨形成，因此这些情况还带来了额外的挑战。

在这些情况下，应用骨微穿孔会增加该区域破骨细胞的数量，增加致密皮质骨的吸收率，并加速牙齿的移动。骨密度的这种变化也会影响牙齿的阻抗中心，这在生物力学上帮助牙根移动通过邻近上颌窦的牙槽皮质骨。这些都是由骨微穿孔引起的分解代谢的益处；然而，在这些情况下，骨微穿孔的合成代谢效应而不是分解代谢效应应该成为治疗的焦点，并且应该施加轻力。此外，由于深骨微穿孔的应用可能会穿透上颌窦，应该在牙移动路径中应用浅而多的骨微穿孔（图5.16B）。骨微穿孔激活双相单位可刺激成骨细胞形成新骨，为牙移动提供路径避免牙移入上颌窦（图5.16C）并维持牙槽骨的完整性。

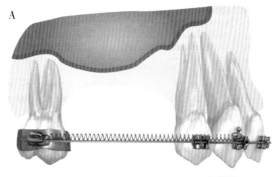

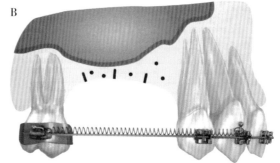

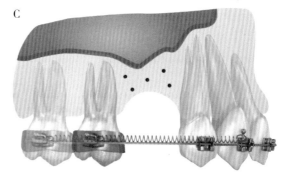

图5.16　骨微穿孔在邻近上颌窦的牙齿移动过程中的合成代谢效应。A. 上颌后牙区拔牙部位通常邻近上颌窦。B. 应用骨微穿孔激活分解代谢和合成代谢反应促进牙移动，同时刺激骨形成。C. 后牙移动到拔牙部位并逐渐成骨"推挤"上颌窦向上

与关闭间隙的讨论类似，骨形成量取决于移动到拔牙间隙的牙周围的骨量，并且如果在治疗结束时该处骨不足（由于附着丧失），临床医生不应该期望在牙槽嵴处有更高水平高度的骨质。

（鲁琦潇　霍梦琳　译，张卫兵　王　华　校）

参考文献

[1] Chiapasco M, Casentini P, Zaniboni M, et al. Evaluation of peri-implant bone resorption around Straumann Bone Level implants placed in areas reconstructed with autogenous vertical onlay

bone grafts. Clin Oral Implants Res, 2012, 23(9):1012–1021.

[2] Iasella JM, Greenwell H, Miller RL, et al. Ridge preservation with freeze-dried bone allograft and a collagen membrane compared to extraction alone for implant site development: a clinical and histologic study in humans. J Periodontol, 2003, 74(7):990–999.

[3] Moura LB, Carvalho PH, Xavier CB, et al. Autogenous non-vascularized bone graft in segmental mandibular reconstruction: a systematic review. Int J Oral Maxillofac Surg, 2016, 45(11):1388–1394.

[4] Nakahara K, Haga-Tsujimura M, Sawada K, et al. Single-staged vs. two-staged implant placement using bone ring technique in vertically deficient alveolar ridges – Part 1: histomor-phometric and micro-CT analysis. Clin Oral Implants Res, 2016, 27(11):1384–1391.

第6章
骨微穿孔技术的分步操作指南

Chinapa Sangswon, Sarah Alansari, Yoo bin Lee, Jeanne Nervina, Mani Alikhani

内容摘要

Yoo bin Lee and Jeanne Nervina are guest authors.

C. Sangsuwon (✉) • Y.b. Lee
Consortium for Translational Orthodontic Research, Hoboken, NJ, USA
e-mail: cs3014@nyu.edu

S. Alansari
Consortium for Translational Orthodontic Research, Hoboken, NJ, USA
Department of Applied Oral Sciences, The Forsyth Institute, Cambridge, MA, USA
e-mail: Sarah.alansari@nyu.edu

J. Nervina
Department of Orthodontics, New York University College of Dentistry, New York, NJ, USA

M. Alikhani
Consortium for Translational Orthodontic Research, Hoboken, NJ, USA
Department of Applied Oral Sciences, The Forsyth Institute, Cambridge, MA, USA
Department of Biology, Harvard School of Dental Medicine, Boston, MA, USA
e-mail: mani.alikhani@nyu.edu

6.1　引　言

本章将回顾日常临床实践中应用骨微穿孔技术（MOPs）的临床方案，这是基于临床医生判断而逐步实现骨微穿孔技术的临床指导。本章还将介绍已发展出利于骨微穿孔技术操作的设备。

6.2　应用骨微穿孔术的时机

如前章所述，骨微穿孔可刺激目标牙周围陈骨吸收的分解代谢，随即为新骨生成的合成代谢。无论骨微穿孔应用于何时何处，分解代谢与合成代谢均顺序发生。若运用时机得当，在各个阶段使用骨微穿孔均可为临床带来显著收益。

骨微穿孔诱导的分解代谢效应在大量临床情境中有利，譬如加速牙移动速率，促进牙整体移动，直立磨牙或转矩调整时促进牙根移动，允许牙齿在长距离及致密的牙槽嵴再吸收区内移动，调节成年人的对称和不对称扩弓，增强生理性支抗以及减少牙根吸收的风险（表 6.1）。

骨微穿孔带来的合成代谢效应可以通过骨皮质扩大矫治范围。这种现象可在成人扩弓治疗、Ⅲ类青少年和成人内收下前牙时促进牙槽骨跟随牙齿移动，并有助于在较薄皮质骨区域（如残余牙槽嵴）的牙移动过程中保持骨完整性（表 6.1）。

基于骨微穿孔术这些看似相反的效果，其应用时机显得尤为重要。过早使用

表 6.1　骨微穿孔术分解代谢和合成代谢效应的临床应用

目的	临床运用	效果
加速牙移动	成人矫治不同阶段	分解代谢
促进牙根移动及整体移动	直立、压入、伸长、根转矩、大间隙的关闭	分解代谢
向牙槽骨缺损区域的牙移动	陈旧拔牙区间隙关闭	分解代谢
特定支抗要求	保护支抗单位同时降低移动牙围骨密度	分解代谢
降低根吸收可能	降低骨密度及接触破骨细胞的持续时间	分解代谢
牙槽嵴缺损区改建	牙移动及骨皮质改建	分解代谢 + 合成代谢
成人扩弓 不对称扩弓	颊侧区骨皮质改建及牙整体移动	分解代谢 + 合成代谢
超过骨皮质界限的内收和唇倾	解决基骨问题的代偿进行的骨皮质改建及牙整体移动	分解代谢 + 合成代谢

骨微穿孔术将使骨代谢获得足够的时间从分解代谢转为合成代谢，临床医生便无法利用其分解代谢效应。

因此，临床医生只可在生物力学层面已做好准备时才能应用骨微穿孔术。譬如，是否留有足够空间解决牙齿拥挤；牙列是否已整平并准备好进行牙整体移动；扩弓器是否就位并准备好激活；支抗牙是否已固定在刚性弓丝上以支持牙移动；治疗是否已经进入压入、转矩调整或磨牙直立阶段。假定已经确定了适宜应用骨微穿孔的时机（回顾请参阅第4章及第5章），现将骨微穿孔术步骤概括为如下六步。

6.3　步骤一：更新医疗和牙科病史

骨微穿孔与各类小手术无异，应用前应首先对患者进行医疗评价。术前应确保患者不对任何局麻药物过敏。若患者对利多卡因过敏，应选择另一种局麻药如丙胺卡因。

若患者出于任何原因需要系统性的强效抗炎药，最好推迟骨微穿孔术甚至正畸治疗，直到其不需要用药或能以更温和的抗炎药物维持。对这些患者而言，骨微穿孔术是有利的，因为它可以刺激局部释放炎症因子同时不会引起显著的全身效应。即使是小型外科手术治疗包括骨微穿孔术，开始前都应该咨询内科医生以避免对患者造成伤害（表6.2）。若患者需要预防性应用抗生素，术前及术后均应给予恰当用药。重度烟瘾、酗酒及任何其他情况譬如未经控制的糖尿病可干扰骨质及牙龈愈合，当属禁忌证。

6.4　步骤二：知情同意

施行骨微穿孔术之前应确保患者知情同意。骨微穿孔术是一个安全的步骤，但知情同意书应包括任何小手术过程如简单牙拔除术可能产生的副作用。图6.1为一知情同意书样本。

表6.2　使用骨微穿孔术的禁忌证或术前需查体合格的医疗情况

心血管疾病	・心绞痛 ・心肌梗死 ・冠状动脉支架 ・冠状动脉成形术 ・中风 ・心律不齐 ・充血性心力衰竭
呼吸道疾病	・慢性阻塞性肺疾病 ・重度哮喘
肾脏疾病	・肾透析 ・肾移植
肝功能异常	・肝功能受损
内分泌异常	・糖尿病 ・肾上腺功能不全 ・甲状腺功能亢进
血液性疾病	・遗传性血液性疾病 ・抗凝治疗期间
神经病学异常	・癫痫 ・酗酒
妊娠	

骨微穿孔术（MOPs）知情同意书

患者姓名：_____ 　　　　出生日期：_____

　　正畸治疗是一种自主选择的治疗方式。与其他治疗方式一样，正畸治疗存在一些固有的风险与局限。这些风险通常不影响治疗，但在做治疗决定时应当考虑在内。有时在传统正畸治疗中移动较慢的牙齿，需要增强治疗以加快其移动。已有大量的动物及临床实验证实，骨微穿孔术（MOPs）最多可将治疗时间缩短至60%。

　　本人_____，已被告知并知晓骨微穿孔适用于特定正畸治疗人群，术中将使用小直径器械（1.5mm）并形成一定深度，最大深度为7mm。作为_____的患者，我希望进行此项手术。我要求在_____进行一处或多处该手术。

　　本人已被告知吸烟、酗酒、糖代谢的改变可影响骨质及牙龈愈合，亦深入了解手术会有肿胀、出血或疼痛的可能，尽管并不常见。我也知晓手术可能出现唇、舌、额部、牙龈、颌骨暂时或永久性麻木以及上颌窦损伤等情况。

　　本人已被告知由于我的个人需求，可能需要这项治疗。我可以针对这些治疗提出任何疑问。我已同意遵从_____的家庭护理指导，并按建议将常规检查向_____汇报。

　　术中、术后仍可能发生其他上述未提及微小问题。无人可确保手术取得完美效果，但_____将努力使风险最小化。我相信从中获得的收益大于可能承担的风险。

　　据悉，我已获得一份详尽准确的身体及心理病史记录，并将先前所有引起过敏或不良反应的药物、食物、虫咬、麻醉药物、花粉、粉尘等，以及血液性疾病、牙龈或皮肤反应、非正常出血及其他任何影响本人健康的异常情况做出汇报。

　　我已阅读并理解本知情同意书内容，已无其他疑惑。本人对上述内容已充分了解，据此本人自愿并明确对_____建议的治疗知情同意，并要求进行骨微穿孔手术，以达成加速牙移动的目标。

患者／家长／监护人签名_____ 　　　患者／家长／监护人名称_____
与患者关系_____
日期_____

图 6.1 骨微穿孔手术同意书样例

6.5 步骤三：患者状况评价

　　施行骨微穿孔术之前，必须对骨微穿孔位置、数量和深度做出决定。这些参数会因解剖学因素、患者正处于的治疗阶段和特定临床指征而变化。

　　应对计划术区进行口内检查以确定附着龈宽度及厚度，牙周组织健康状况，系带附丽高度、牙之间的距离与倾斜度以及骨微穿孔计划手术区的可操作性。

术前还应借助全景片确定牙槽骨质量、上颌窦位置、下牙槽神经的邻近程度、相邻牙根间距离以及根长。术前 6 个月内拍摄的其他影像资料也足以进行判断，无须再次拍摄。锥形束计算机断层扫描（CBCT）现已成为一种更普遍的获取初始记录的方式，可代替全景片。CBCT 是提供牙槽骨大致三维图像和形状轮廓的利器。然而，研究表明，囿于像素大小、所用软件的影响以及是否存在软组织等许多因素，这些扫描不能精准地反映真实的牙槽骨。此外，据报道，使用 CBCT 估计牙槽骨丧失量通常会比实际多 1 mm 左右，这对于这种狭小的结构十分重要 [1-2]。如果 CBCT 已经作为患者初诊记录的一部分而拍摄，最好用其建立全景片作为计划施行骨微穿孔的参考；否则，单独拍摄全景片就足够了。

6.6　术区定位

当我们决定应用骨微穿孔的位置是应考虑以下重要问题：使用骨微穿孔的目标区域在哪里。骨微穿孔应该沿着牙根定位到多高。骨微穿孔应用于牙齿的近中还是远中。我们应该将骨微穿孔使用在颊侧、舌侧还是双侧骨板上。这些问题的答案由应用骨微穿孔的目的决定。

应用区域　骨微穿孔应用区域取决于临床适应证。为了最大限度地利用骨微穿孔的分解代谢效应，术区应该接近目标牙并远离支抗牙。因此，产生分解代谢效应的骨微穿孔更加局部化（图 6.2）。由于打孔的位置较深，为了利用分解代谢，打孔位置一般位于根间颊面，这些穿孔通常在根部之间的颊面，牙槽嵴上（拔牙情况下），极少在根间的舌面上进行。

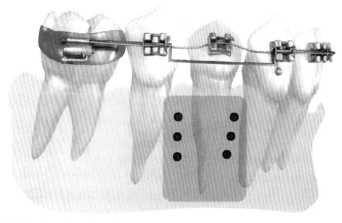

图 6.2　为刺激分解代谢而应用骨微穿孔的区域。为了利用骨微穿孔的分解代谢效应，将穿孔定位于目标牙近远中的附着牙龈区域

　　术区选择对牙齿运动方向起重要作用。有以下两种临床情况，如果力学设计能沿特定方向对牙齿准确地施力，则骨微穿孔的定位并不重要。在这种情况下，应将骨微穿孔应用于目标牙周围以促进更多的骨改建（图 6.3A）。另一方面，也可以通过将术区集中为同一方向，引导牙向计划方向移动，从而补偿机械力不能精确引导牙移动的缺陷（图 6.3B）。

　　为了利用骨微穿孔的合成代谢效应，最好尽可能覆盖更多的表面区域。因此，基于合成代谢作用的骨微穿孔术区应该更广（图 6.4）。为了达到这一目的，浅表穿孔不仅可以应用于牙齿之间，也可以应用于覆盖根部的骨表面。

　　高度　骨微穿孔术区上限和下限最好根据膜龈联合（MGJ）界定。考虑到患者的舒适度，骨微穿孔应置于附着龈内膜龈联合根方 1 mm 处（图 6.5A，B）。这会在手术过程中产生最少的软组织干扰，最少的术后不适，并最大限度地促进愈合。

　　然而，当发现牙根运动受阻时，使骨微穿孔位置更贴近根方将是有益的。如果将骨微穿孔的位置更近根方（例如，为了压入或调整转矩），倾斜设备使其更接近根方，以便在穿过附着龈时，仍可以接触到更多的根尖骨组织，这将更有利于治疗（图 6.6）。在这个方向上夹持骨质很困难，如果刃尖沿着骨皮质滑动，临

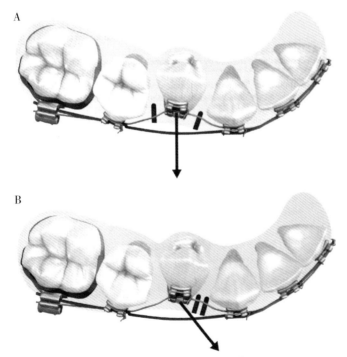

图 6.3　基于预期牙移动方向的骨微穿孔使用策略。在某些情况下，如使用辅弓时，牙移动的方向由弓丝决定，很难由临床医生控制。骨微穿孔可应用在目标牙周围使其颊向移动，蓝色箭头所指（A）。然而，单侧骨微穿孔的应用可促进牙齿向特定方向移位（蓝色箭头），并使临床医生能更好地控制其移动方向（B）

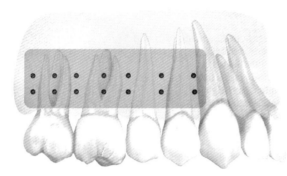

图 6.4   为刺激合成代谢而应用骨微穿孔的区域。多个浅穿孔遍布术区以诱导大范围骨膜表面的合成代谢作用

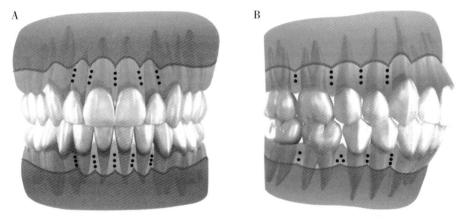

图 6.5   骨微穿孔在颊侧皮质骨板上的应用。骨微穿孔的高度应限制在附着龈上以提高患者的舒适度。B. 在前牙区应用骨微穿孔的高度；A. 在后牙区应用骨微穿孔会具有不同的分布和数量，这取决于牙根间距、可行性和附着龈的宽度

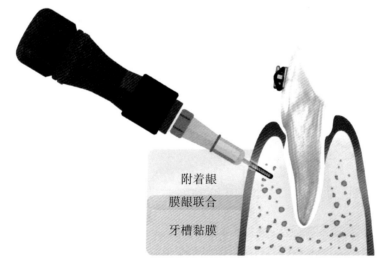

附着龈

膜龈联合

牙槽黏膜

图 6.6   使用骨微穿孔促进牙根移动。当附着龈较窄，为了进入牙根的根尖部分，可调整骨微穿孔的角度，使穿孔的起点从附着龈开始，而穿孔更靠近牙根

床医生应该重新定向器械。如果不能穿过附着龈进行骨微穿孔，则可以考虑穿过可移动的黏膜进行手术。适当牵开唇颊部拉伸软组织将有助于预防溃疡。

近远中位置　对于深孔（分解代谢效应），牙根决定了骨微穿孔位置的近远中界限。通过参照患者的 X 光片，始终牢记进行骨微穿孔时牙根位置和角度。结合视诊和触诊骨质，临床医生可以确定牙根位置，从而确定骨微穿孔的理想位置。一般来说，骨微穿孔应施加在预备移动牙的牙根近远中。骨微穿孔的工具已经设计成不会穿透牙根，如果骨微穿孔装置的尖端接近根部，患者会因高度敏感而立即做出反应。此外，如果该装置不能进一步穿入根部，直接将其抽回并改变方向即可。对于浅穿孔（合成代谢效应），骨微穿孔可应用于术区任何部位，并且由于其目的是产生骨膜刺激，穿孔较表浅，接触牙根的可能性非常小。

颊／舌位置　骨微穿孔可应用于颊侧和舌侧皮质骨板。考虑到手术入路、直视角度以及覆盖下颌舌侧骨板的黏膜较薄，颊侧骨板是下颌前牙区骨微穿孔最有利的位置。尽管如此，当舌侧皮质骨板影响牙齿的运动，或者需要舌侧皮质骨板中骨微穿孔的合成代谢作用时，骨微穿孔应该应用于舌侧骨板。对于这种情况，最好使用弯角器具（图 6.7）。

在牙槽嵴吸收明显，牙槽骨宽度和高度减少的情况下，除了颊侧和舌侧皮质骨板外，也可在牙槽嵴顶应用骨微穿孔。应该强调的是，由于骨吸收的缘故，诸如神经或唾液腺等重要的解剖特征可能更容易受到创伤；因此，在应用骨微穿孔之前，临床医生应该正确检查该区域。

骨微穿孔的数量、深度　骨微穿孔增加了炎症反应从而加快了牙槽骨改建。现已表明其通过增加创伤程度来增加炎症反应的程度。因此，骨微穿孔可通过两种方式刺激更强的炎症反应：①增加穿孔数量；②增加穿孔深度。研究表明，增加骨微穿孔的数量可增加牙移动速度。鉴于牙根之间的可应用术区面积有限，每个部位 2~4 个穿孔是理想的。在无法使用更多骨微穿孔的术区，更深

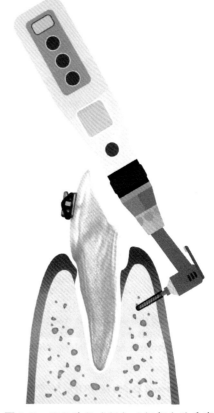

图 6.7　用于进行舌侧与后颊部皮质骨穿孔的反角设备（手用式或旋转式）。它们也有利于进行手用器械难以攻克的厚皮质骨的穿孔

的穿孔深度可弥补较少的穿孔数量。

若手术旨在促进分解代谢，推荐穿透深度为 3~7mm 的深骨微穿孔。不过，临床医生在决定穿透皮质骨深度时需要考虑软组织及皮质骨的厚度（图 6.8）。

对于皮质骨很厚的患者，初次应用骨微穿孔应该较表浅以防止其过度不适。这种刺激将启动降低骨密度的分解代谢阶段。由于骨密度的变化，在随后的手术中，穿孔可以加深而患者无明显不适。

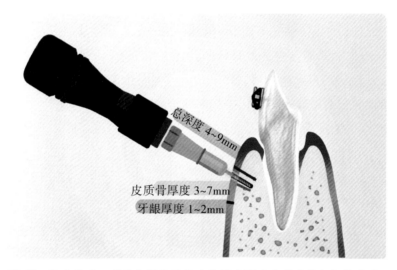

图 6.8　在可能穿入松质骨时，利用分解代谢效应的穿孔深度应考虑软组织厚度（1~2 mm）和皮质骨厚度（3~7 mm）。术中可能需要调整工具角度以避开牙根

如果合成代谢作用是手术的主要目标，则没有必要进行较深穿孔，1~2mm 浅的骨微穿孔就足够了。

若同时需要分解代谢和合成代谢，则可将少量深穿孔（分解代谢）与大量浅穿孔（皮质改建）结合以刺激两种代谢进程。

6.7　步骤四：骨微穿孔术工具及调整

在进行手术之前，应确保工具齐全可用。骨微穿孔术非常简单且耗时较短。若一切准备无误在短时间内无缝执行，患者将视其为一种简单的微创辅助过程。以下是进行骨微穿孔需要的工具清单（图 6.9）

1.骨微穿孔手术工具

2.洗必泰（氯己定）口服冲洗液（可选）

3.纱布 / 棉卷

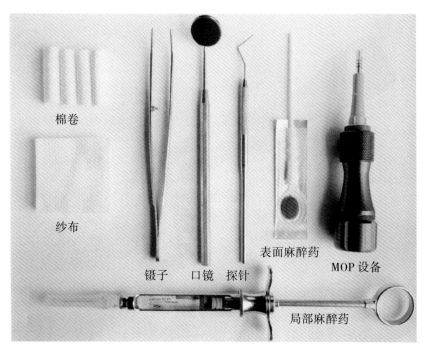

棉卷

纱布

镊子　口镜　探针

表面麻醉药

MOP 设备

局部麻醉药

图 6.9　装有骨微穿孔所需工具和材料的器械盘。该器械盘内大部分组件可在正畸诊疗中获取，骨微穿孔设备是唯一需要的额外装置。

4. 颊牵开器（可选）

5. 表麻 / 局麻药物

6. 局麻注射器和针头

7. 手术镊和口镜

8. 牙周探针

9. 吸引器和注射器

正畸医生可选择让患者用 15mL（1 大汤匙）未稀释的洗必泰口服液（葡萄糖酸氯己定：Peridex）或任何其他漱口水含漱 30s，以减少牙龈中微生物相关的炎症。

PROPEL Inc. 研发了一种工具来促进骨微穿孔的应用（www.propelorthodontics.com）。该工具可使临床医生根据他们对每个患者牙周支持组织厚度的评估，来设定特定的切割端长度，从而使手术过程安全、可预测（图 6.10A）。在手动和慢速手机附件中均可使用该工具，以防致密皮质骨不能正确穿透（图 6.10B）。在大多数情况下，可以直视下进行颊侧皮质板操作的工具就足够了。然而，为了进入靠近下颌舌侧或第二磨牙的颊侧皮质骨板，反角工具可能更合适。

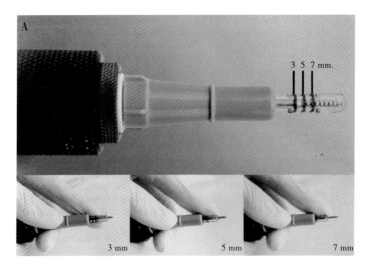

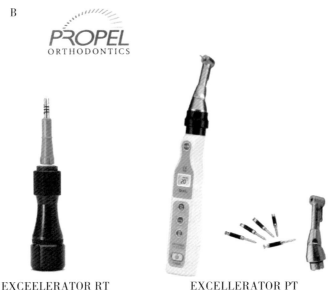

EXCEELERATOR RT   EXCELLERATOR PT

图 6.10 由 Propel Orthodontics 公司开发的骨微穿孔工具。A. 手动调节工具，可以在手术前设定骨微穿孔的长度，这样临床医生可以根据患者的需求控制穿孔的深度。B. 对于骨皮质较厚的患者或建立手术通路较为困难的区域，为了临床医生使用的舒适性，工具有手动和机械旋转两种形式

6.8 步骤五：骨微穿孔术的过程

1. 嘱患者 15mL 氯己定漱口液含漱 30s。

2. 确定进行骨微穿孔的术区。在一些区域如前牙，唇 / 颊牵开器可助提供更清晰的手术入路。

3. 用湿纱布或棉卷擦拭该区域以消除多余的唾液和唾液，干燥术区。

4. 在预设的局麻注射区域涂布表麻药物1~2min。

5. 用细针尖开始局部浸润麻醉。对于骨微穿孔来说，局部浸润麻醉是唯一需要在上下颌注射的方法。阻滞麻醉是没有必要的，因为牙齿不是治疗的目标，而且手术也不痛苦。在手术过程中患者的轻微意识也会让临床医生知道是否过于靠近根部。最常见的局部麻醉药物是利多卡因（2%利多卡因加1∶100 000肾上腺素）。在对利多卡因过敏的情况下，可以使用4%丙胺卡因（4%丙胺卡因加1∶200 000肾上腺素）或2%普鲁卡因（2%甲哌卡因加1∶20 000左旋异肾上腺素状腺素）。一个位置的麻醉量一般不超过四分之一安瓿。对于大多数手术，每次注射的最大局部麻醉剂量不超过两个安瓿。注射后等待几分钟，然后使用探针检查该区域是否充分麻醉。术中仅麻醉相关区域中的牙龈组织和骨膜，以维持来自根的伤害感受和本体感受反馈，这可向临床医生提供来自牙根或神经邻近的生物学反馈。

6. 使用一次性针头将无菌骨微穿孔工具放置到预定长度，然后以轻柔稳定的旋转方式对术区皮质骨进行穿孔操作。达到设定深度后轻轻反向转动工具即可退出（图6.11）。

7. 骨微穿孔手术期间可伴随轻微出血。这是正常现象，用湿纱布/棉花按压术区即可止血。

8. 在允许患者离开之前确保术区已止血。建议在骨微穿孔后不安排其他事项，这样患者术后即可离开。如果固定正畸矫治器影响手术进行，则在去除

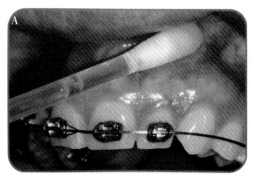
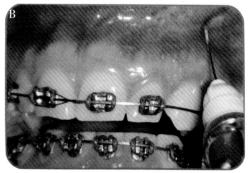
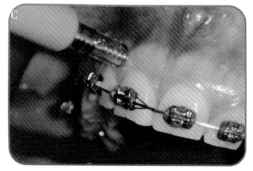
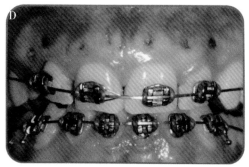

图6.11 前牙区骨微穿孔步骤图。A.术区涂布表麻剂。B.局部浸润麻醉。C.骨微穿孔手术。D.骨微穿孔术后的附着龈

弓丝并在患者刷牙漱口后方可进行骨微穿孔。

6.9 　步骤六：骨微穿孔术术后护理

正如在人体临床试验中所观察到的，患者在骨微穿孔术后感受到轻度疼痛（见第3章）。接受骨微穿孔的患者与仅受正畸力未接受骨微穿孔的患者不适感无异。但是，临床医生仍应告知患者因个体反应差异，术后可能感到轻微不适，故建议患者如感不适可服用止痛药，如对乙酰氨基酚。但是，不可服用抗炎药物（如非甾体抗炎药）。这点极为重要，因为非甾体抗炎药抑制骨微穿孔的炎症效应，从而使手术失效。

术后除口腔卫生不佳或身体欠佳的患者无需常规使用洗必泰漱口液。大多数患者常规漱口或盐水冲洗足以保持术区清洁。患者不需要改变术区刷牙和使用牙线的习惯。

此手术无严重并发症，如过度出血、感染或有症状的牙根损伤。但是，临床医生在选择穿孔的位置和深度时应当小心谨慎，并进行正确临床判断，避免不必要的骨微穿孔。

请注意，骨微穿孔工具是一次性的，不能重复使用。任何对该工具的重复使用将增加感染可能。

（汝一雯　李文磊　译，张卫兵　校）

参考文献

[1] Sun L, Zhang L, Shen G, et al. Accuracy of cone-beam computed tomography in detecting alveolar bone dehiscences and fenestrations. Am J Orthod Dentofacial Orthop, 2015, 147(3):313–323.

[2] Wood R, Sun Z, Chaudhry J, et al. Factors affecting the accuracy of buccal alveolar bone height measurements from cone-beam computed tomography images. Am J Orthod Dentofacial Orthop, 2013, 143(3):353–363.

第7章
正畸临床日常实践中骨微穿孔技术的应用

Mani Alikham, Chinapa Sangswon, Sarah Alansari, Cristina C. Teixeira

内容摘要

M. Alikhani (✉)
Department of Biology, Harvard School of Dental Medicine, Boston, MA, USA
Consortium for Translational Orthodontic Research, Hoboken, NJ, USA
Department of Applied Oral Sciences, The Forsyth Institute, Cambridge, MA, USA
e-mail: mani_alikhani@hsdm.harvard.edu

C. Sangsuwon
Consortium for Translational Orthodontic Research, Hoboken, NJ, USA
e-mail: cs3014@nyu.edu

S. Alansari
Consortium for Translational Orthodontic Research, Hoboken, NJ, USA
Department of Applied Oral Sciences, The Forsyth Institute, Cambridge, MA, USA
e-mail: sarah.alansari@nyu.edu

C.C. Teixeira
Consortium for Translational Orthodontic Research, Hoboken, NJ, USA
Department of Orthodontics, New York University College of Dentistry, New York, NY, USA
e-mail: cristina.teixeira@nyu.edu

7.1　引　言

尽管谨慎采用骨微穿孔术可以显著减少治疗时间，然而不当的使用则会使患者接受不必要的局部麻醉以及不舒适的治疗过程。在这一章节，将回顾那些有助于临床医生正确应用骨微穿孔技术的因素。此外，本章中还将举例介绍最常见的临床应用骨微穿孔术的治疗计划。

7.2　骨微穿孔技术的使用频率

根据指征的不同，骨微穿孔的应用频率也不相同。对于分解代谢的作用，3~5次反复的深度骨微穿孔是足够的。对于合成代谢的影响而言，表层穿孔对骨生成产生的刺激会持续到移动完成或者作用力的停止。在这两种情况下，每个阶段或者每个其他等同于28~56d的周期采用骨微穿孔是明智的。正如前文所述，骨微穿孔仅应用在目标牙齿周边的各个移动阶段，同时，考虑患者舒适性，在各阶段最好限制应用次数。例如，对于使用扩弓矫治器的患者，最好将骨微穿孔应用于上腭两侧，并且推迟下颌使用骨微穿孔的时间直至上颌达到所需扩弓量。

7.3　正畸力的再激活和骨微穿孔技术

骨微穿孔术是通过激活破骨细胞的方式减少移动路径中的骨密度。然而，正畸力也能激活破骨细胞。任何正畸力的再激活都可以刺激细胞因子的释放和破骨细胞进一步的作用。因此，骨微穿孔可以引发破骨细胞活化的峰值，较短的时间间隔在正畸矫治器再激活时将通过抑制细胞因子水平下降的方式延长骨微穿孔的作用效果。在医生打算采用骨微穿孔加快牙齿移动速率的病例中，建议医生让患者更频繁地复诊以激活矫治器和矫治力。这种方法将降低骨微穿孔的频繁应用，同时提高牙齿移动的速率。

7.4　力值与骨微穿孔技术的关系

前文已经讲述，当达到生物学反应饱和点时，除非引入其他的刺激措施例如骨微穿孔，不然牙齿的移动速率是不可能提高的。然而，通过反复应用骨微穿孔，骨密度逐渐降低，这意味着饱和点将逐渐升高，这将允许施加更大的矫治力。骨密度越高，饱和点越低，因此不能耐受更大力值。换言之，尽管力值过大并不能够增加牙齿的移动速率，但当采用过几次骨微穿孔以后，同样的力值可以提高生物学反应以及牙齿的移动速率。尽管在治疗初期推荐使用轻力，但在应用了骨微穿孔的情况下，逐渐加大施加力值并联合使用骨微穿孔将超过原先的生物学饱和点从而提高牙齿的移动速率。同理，临床医生可以经常观察到，当治疗中采用骨微穿孔时，患者对更大力值不敏感，同时能耐受更频繁的矫治器复诊。

7.5　骨微穿孔技术在正畸治疗中的应用

7.5.1　牙列拥挤患者的治疗计划

许多成年患者为了在短时间内排齐前牙会选择局部治疗。在可以通过唇倾前牙而无需提供间隙完成排齐的患者中，局部采用骨微穿孔和弹性丝可以产生更快速的效果。如图 7.1 所示，1 号患者的咬合问题主要集中在牙弓前部，可以很容易地通过唇倾上前牙纠正。因为后牙无需任何移动，后牙区域不需使用于骨微穿孔（图 7.1）。

此外，如果患者在解除拥挤时需要开辟间隙，骨微穿孔的采用将推迟到间隙产生，且由不锈钢丝维持间隙以后。这个额外的步骤会增加治疗时间，但正如前面提到的，合理的力学设计会减少总的治疗时间。在接下来的这个病例中，2 号患者要求牙弓前部产生足够的间隙，避免下前牙过度唇倾。因此，左下中切牙先不移动，直到间隙足够其排齐为止。骨微穿孔结合辅丝将牙齿纳入牙弓（图 7.2）。在这两个病例中，如果医生坚持在一开始就使用骨微穿孔配合弹性丝，他们最终也会排齐牙齿，但是由于缺乏力学设计，治疗时间、运动方向和副作用都是不可预测的。

初始

结束（6 个月以后）

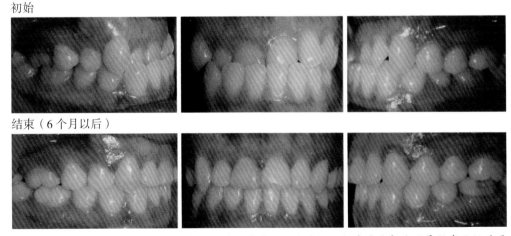

图 7.1　1 号患者仅仅通过方丝入槽便达到上前牙所需的唇倾。上前牙局部使用骨微穿孔促进牙移动并且较短时间内结束矫正

初始

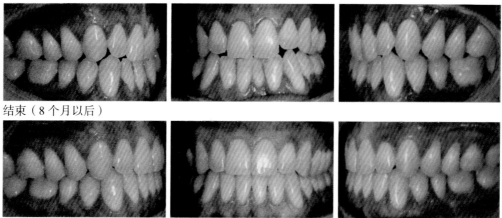

结束（8 个月以后）

图 7.2　2 号患者要求上下牙弓都开辟足够的间隙以便前牙排齐。完全舌侧错位的左下中切牙局部采用骨微穿孔和简单的弓丝排齐并不能缩短治疗时间。在这个病例中，骨微穿孔一开始运用于下颌开辟间隙的过程中，当下切牙间隙足够时，在该牙周围采用骨微穿孔加速牙齿移动

7.5.2　直立牙根的治疗计划

牙根的移动对于牙齿异位萌出或恒牙缺失的患者非常重要。3 号患者是一名青少年，由于第二磨牙的异位萌出明显需要直立牙根。第二磨牙的拔除会让患者需要长期配戴保持器以防对颌第二磨牙的伸长直到第三磨牙萌出。

必须指出的是，在这种情况下并不能保证第三磨牙受邻牙引导而定向萌出。在这个病例中，近中移动牙根给竖直第二磨牙提供了恰当途径。在下颌第二磨牙近中区域采用骨微穿孔，配合恰当的矫治力可以在短时间内矫治磨牙倾斜。直立第二磨牙通常在排齐末期并且应该推迟到其余牙齿都被硬丝固定好以后（图 7.3）。骨微穿孔有助于牙根移动且不伴明显的牙根吸收。

4 号患者，由于第一磨牙早失，下颌第二第三磨牙明显近中舌侧倾斜并导致锁𬌗。在这种情况下，不仅牙齿需要直立，间隙也会由于两颗牙齿的完全萌出而减小。排齐末期在下颌第二和第三磨牙周围运用骨微穿孔直立牙齿并关闭间隙，治疗结束未产生任何副作用（图 7.4）。

7.5.3　成人差异性压低的治疗计划

对于许多成年人来说，单独压低前牙或者结合后牙的升高来打开咬合是治疗成功的必要条件。这些患者通常具有非常致密的牙槽骨，在这种情况下前牙的压低是非常缓慢且可能导致明显的牙根吸收。

通过使用骨微穿孔，前牙佩戴平导患者的治疗疗程加快。5 号患者明显需要打开咬合。因此，伴随着单力偶系统的片段弓力学机制，骨微穿孔被应用于前牙周围。这种机制同时促进后牙的升高和前牙的压低（图 7.5）。

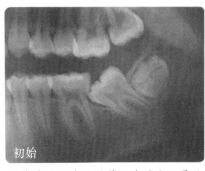
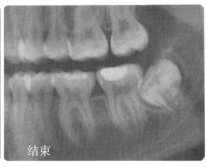

图7.3　3号患者需要直立的第二磨牙由于异位萌出埋伏于第一磨牙远中，只有远中一部分牙尖暴露在口腔之中。运用骨微穿孔配合适当矫治力，直立牙根的过程中未发生牙根吸收。骨微穿孔的应用刺激破骨细胞活性，暂时降低骨密度从而为牙移动提供更加良好的环境

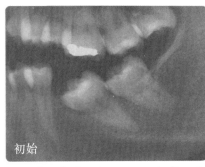
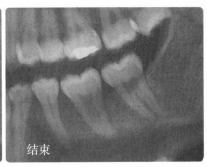

图7.4　4号患者数年前缺失了一颗下颌第一磨牙。在没有修复的情况下，后牙近中倾斜十分严重，以至于从颊面看不到第二和第三磨牙的大部分殆面。方案一是拔除智齿然后竖直第二磨牙，并在第一磨牙区域植入种植体。但方案二对患者更加有利，即竖直两颗牙齿并且关闭缺失的第一磨牙间隙，这样第三磨牙代替行使第二磨牙的功能且患者无需接受种植体。适当的矫治力以及骨微穿孔的应用（主要是牙齿近中），加快了牙齿的移动。牙根在骨微穿孔的作用下发生了显著的移动且没有任何吸收的迹象

初始

结束（7个月以后）

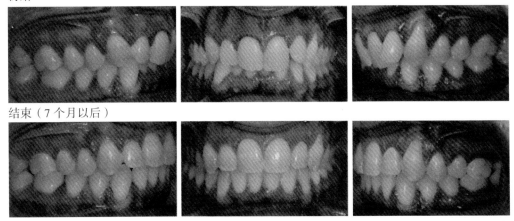

图7.5　5号患者有严重的深覆殆和上下牙弓拥挤。由于固定矫治器的治疗时长，患者多年以来一直拒绝治疗。通过使用片段弓配合骨微穿孔，可以在短时间内解决拥挤同时打开咬合，而且没有任何副作用

7.5.4 　青少年恒牙缺失的治疗计划

尽管骨微穿孔在任何年龄段都有助于加速牙齿的移动，但它通过降低骨密度的作用方式更加有利于成年人。和成年人相比，儿童和青少年的骨密度通常较低，因此在儿童中骨微穿孔针对分解代谢效应的应用受到限制。此外，由于骨缝更宽，髁突软骨的适应性更灵敏，儿童和青少年比成人更容易产生骨骼变化。

因此，与大多数依靠皮质骨移动来代偿骨骼畸形的成人不同，儿童和青少年可以对矫形力迅速地做出反应，所以骨微穿孔对儿童和青少年合成代谢的效应也很有限。然而，在某些情况下，例如恒牙发育不全需要关闭间隙的病例中，青少年使用骨微穿孔可以产生更快和更可预测的移动，尤其是在治疗时长备受关注的情况下。从保留乳牙到拔除乳牙并近中移动后牙期间，骨微穿孔可能会改变原有治疗计划（图7.6）。这一选择可以避免将来需要种植体和冠修复。除此以外，后牙前移至缺牙的位置有助于提供足够的间隙以利第三磨牙的萌出，从而减少其埋伏的可能和（或）拔除的必要。

没有继发恒牙的乳牙不能一直保留，同时它的脱落难以预测。在这些患者中，成年时期丧失牙齿需要进行种植修复，有时还需要额外的正畸治疗。

在恒牙缺失且乳牙与骨粘连的患者中，相邻牙齿向粘连牙倾斜，牙槽骨发育受限可导致该区域的骨缺损。要解决这个问题，不仅需要骨微穿孔分解代谢的作用来降低骨密度，而且需要骨微穿孔合成代谢的作用激活该区域的骨形成。7号患者有一颗乳牙与骨粘连，缺少上颌两颗前磨牙并呈现严重的侧方开𬌗。拔除该粘连牙造成的创伤，使右上象限的骨缺损加剧，这降低了在该区域植入种植体的可能性。

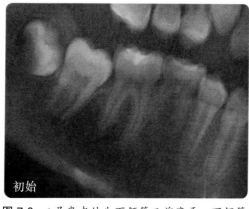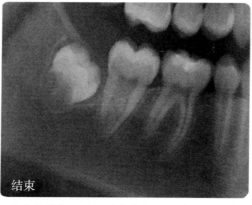

初始　　　　　　　　　　　　　　　　　　　结束

图7.6　6号患者缺失下颌第二前磨牙。下颌第二乳磨牙滞留。父母选择在短时间内关闭间隙，以免孩子在成年后不得不植入种植体，同时避免第三磨牙的拔除。所以，拔除乳磨牙，第一恒磨牙使用骨微穿孔在短时间内发生前移并没有任何牙根吸收

因此，医生决定使用骨微穿孔合成代谢的特征缓慢且逐渐前移后牙至骨缺失区，从而激活骨皮质移动。要注意的是，磨牙不仅有垂直向移动，同时从牙弓中颊舌向牙槽嵴宽阔的区域移向更加狭窄的地方，所以在各个方向上皮质骨移动都会发生。正是由于这种矫正的困难性，治疗必须使用轻力和慢速（图7.7）。

初始　　　　　　　　　　　　　　　　结束（16个月以后）

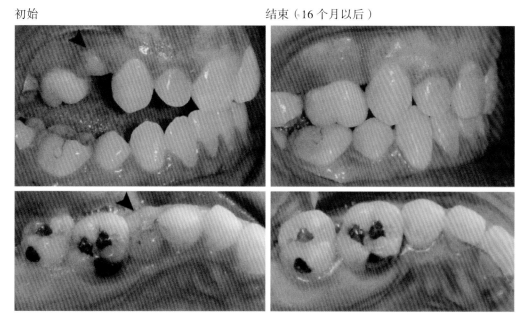

图7.7　7号患者缺失上颌第一前磨牙和第二前磨牙。上颌第二乳磨牙滞留并粘连。由于儿童时期缺乏适当诊断，这些患者成年时呈现牙槽骨垂直向生长不足，严重的侧方开𬌗以及骨性Ⅲ类。因为牙齿发生粘连，乳磨牙的拔除具有创伤性，并会导致该区域进一步的骨缺失，从而使得种植体植入困难。外科医生和口腔医生经过讨论决定采用骨微穿孔刺激矢状向和垂直向的皮质骨移动，使上颌第一磨牙前移到前磨牙区并且纠正侧方开𬌗。皮质骨漂移不仅促进了骨缺损区的骨形成，而且还让牙槽嵴的狭窄区域容纳更大的牙齿

7.5.5　成人牙间隙的治疗计划

如果患者牙弓中存在广泛或者局部的间隙，大部分的牙移动发生在牙齿可以在硬丝上近远中移动来关闭间隙时。在这些病例中，尽管骨微穿孔可用于排齐阶段，但其主要表现在排齐后期，间隙被合并成几段，然后分段内收或前移来关闭间隙。

8号患者表现为有多余间隙，深覆盖、深覆𬌗。由于后牙咬合良好，治疗集中于上颌前牙区并伴随着前牙段的压低和内收。骨微穿孔可以明显促进任何移动方式。在使用片段弓完成这些移动后，患者上下颌使用全口固定矫治器建立最终咬合（图7.8）。

初始

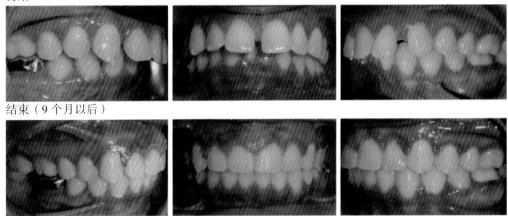

结束（9个月以后）

图7.8　8号患者在上前牙之间存在明显的间隙并且下颌牙弓狭窄需要牙弓改建。骨微穿孔用于前牙区关闭间隙，以及在排齐后期内收和压低前牙区域

7.5.6　成人扩弓或牙弓扩展的治疗计划

对于后牙反𬌗的成人患者或上下牙弓狭窄的患者，可以施加横向力刺激骨皮质移动以安全的扩展牙弓。如果医生计划使用扩弓器，则在扩弓器激活时应用表层穿孔并持续到牙弓达到所需宽度。在这种情况下，应用深层穿孔不会加速牙齿的移动，因为移动速率是由扩弓器决定的，而扩弓器打开的非常缓慢，每2天加力一次。

9号患者是明显需要扩弓的成人患者，同时需要内收下前牙以矫治前牙反𬌗。使用皮质骨移动结合扩弓器，上牙弓得到了改善。在这个病例中，下颌第一前磨牙被拔除，下前牙内收并伴有下前牙舌侧的骨皮质移动，直至获得正常的覆盖和覆𬌗（图7.9）。

10号患者上下牙弓狭窄并伴有黑色颊旁间隙。患者选择非拔牙矫治，因此，医生决定扩大上下牙弓结合骨皮质移动解决美观问题，并为前牙内收和矫治严重深覆盖提供间隙（图7.10）。

初始　　　　　　　　　　　　　　　结束（18个月以后）

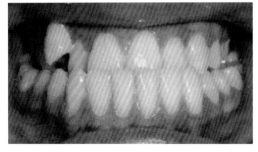 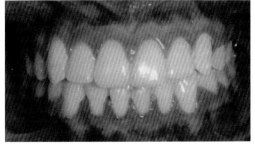

图7.9　9号患者是一名严重的骨性Ⅲ类和颌骨横向发育不足的成人病例。患者可以从正颌手术中受益；然而，她拒绝任何手术干预措施。因此，医生决定在拔除下颌第一前磨牙以后使用骨皮质移动扩大上颌牙弓以及内收下前牙

初始

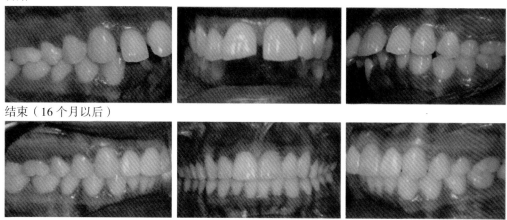

结束（16个月以后）

图 7.10 10 号是一名骨性 II 类一分类错殆畸形的成人，伴有严重深覆殆和深覆盖，下颌前牙咬至腭侧牙龈。上下牙弓均非常狭窄，微笑时颊旁间隙非常明显。应用骨微穿孔促进了皮质骨移动使上下牙弓得到明显扩宽。这种扩弓为内收前牙提供了足够间隙，而不需要拔牙来提供

7.5.7　成人开殆的治疗计划

对于需要通过压低后牙或升高及内收前牙来解决开殆问题的患者，骨微穿孔非常有效。11 号患者有着严重的开殆问题。她拒绝任何手术或拔牙治疗。

医生在向患者解释了治疗的局限性后，决定使用种植支抗（TAD）扩大并压低后牙段。首先，将一枚 TAD 放置于根尖并远离后牙段。在接下来的复诊中，运用骨微穿孔以及后牙段开始使用轻力压入（图 7.11）。在这种情况下可采用片段弓。当后牙压入量达到以后，在前牙使用骨微穿孔促进其内收并建立适当的覆殆和覆盖。

初始

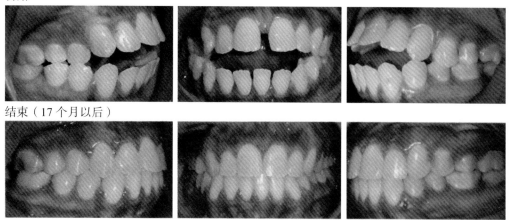

结束（17个月以后）

图 7.11 11 号患者是一名成人患者，伴有严重的骨性开殆，上下前牙唇倾，左侧尖牙和磨牙为 III 类关系，右侧尖牙和磨牙为 II 类关系。患者拒绝正颌手术和拔牙治疗。充分考虑治疗的局限性后，采用了骨皮质移动以矫治颌骨横向发育不足和开殆。将骨微穿孔与非对称矫治相结合，在右侧磨牙为 I 类关系，左侧磨牙为 III 类关系上重建功能性咬合

　　一些开𬌗病例可通过拔除上颌和下颌第一前磨牙以及大量内收上下前牙段得到改善。12 号患者便是一个得益于内收上下前牙矫治开𬌗的例子（图 7.12）。因为这些患者大多数都需要拔牙，因此一个重要的临床考虑因素是拔除时间。尽管某些情况下需要立刻拔除牙齿以便治疗的进行，但如果一些病例中可以推迟拔牙，则建议推迟至牙齿准备移入拔牙间隙时。拔牙可产生大量细胞因子，这可以加快牙齿移动速率。拔牙 3 个月后，开始应用 MOPs 并每隔一个月重复一次，直至通过大量皮质骨移动完全关闭拔牙间隙。

初始

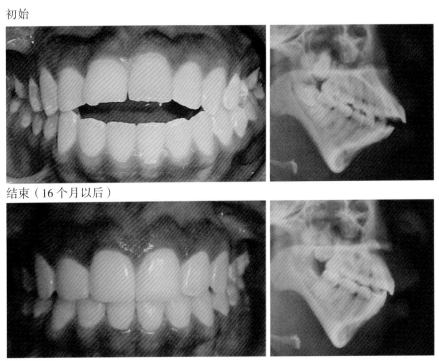

结束（16 个月以后）

图 7.12　12 号患者是一名严重开𬌗并且上下前牙严重唇倾的成年患者。为解决唇倾和开𬌗问题，医生建议拔除上下颌第一前磨牙。为了最大化内收前牙，计划使用 TAD 做后牙支抗且在前牙段使用骨微穿孔加速其移动。拔牙推迟至患者准备内收前牙时。拔牙后 3 个月开始使用骨微穿孔直至内收完成

7.5.8　过大拔牙间隙以及窦底过低的治疗计划

　　如果患者的缺牙间隙过大，关闭间隙有两个好处：首先，在严重的骨吸收和窦底过低的情况下，通过移动相邻的牙齿通过该区域刺激骨形成可以避免在该区域进行复杂的手术，例如骨移植和窦底提升术。这一选择还可以避免不必要的种植体植入，并允许天然牙齿（如智齿）替代（而不是拔除这些牙齿）（图 7.13）。此选择只适合于打算进行正畸治疗的患者。而对于不需要正畸治疗的

患者，这种方法关闭间隙则显得多余且不切实际。其次，通过将相邻的牙齿移动到间隙中，可以在移动牙齿的远中为种植体制造骨床，这样修复治疗便无需骨移植（图 7.14）。

7.5.9　修复前或修复后正畸治疗计划

对于需要大量移动牙齿的患者，例如种植体修复前开拓间隙，全口咬合重建前压低单颗牙齿或部分牙弓，骨微穿孔可于排齐前期（片段弓）或排齐后期（全牙列矫治）与硬丝结合使用。例如 15 号患者需要在开辟种植间隙前形成足够的覆盖以免产生咬合创伤，这种咬合创伤可能导致修复体的失败。另外，早期放入的种植体需要更多的空间。在最初的排齐整平完成之后，将骨微穿孔用于排齐后阶

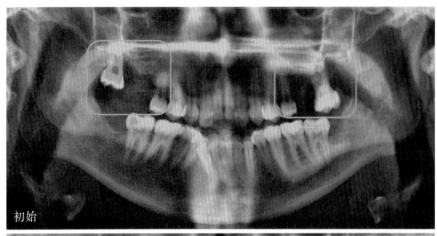

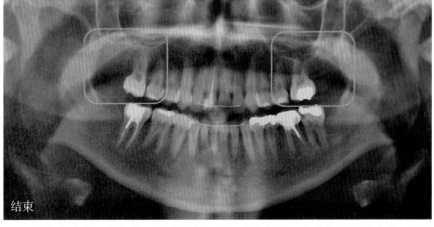

图 7.13　13 号患者缺失了上颌第一磨牙和上颌第二磨牙数年。由于未行修复治疗以及骨丧失，不能给种植体植入提供足够的骨量。医生决定近中移动第三磨牙以取代上颌第一磨牙。使用轻力以及浅层骨微穿孔，第三磨牙在短时间内向前移动并且没有牙根吸收或明显倾斜。注意第三磨牙远中的骨形成量。由于下牙弓中有多颗牙齿缺失，因此上牙弓无需植入种植体

初始

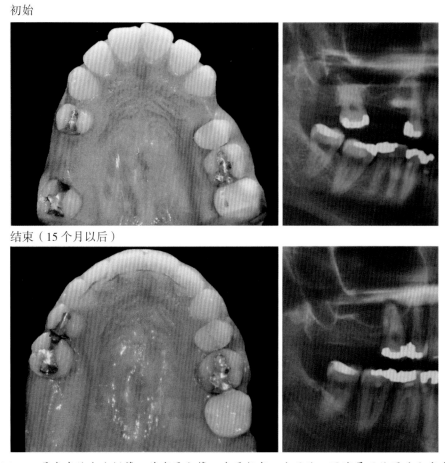

结束（15个月以后）

图7.14 14号患者缺失右侧第二前磨牙和第一磨牙数年。由于这一区域骨吸收严重和窦底位置过低，种植体植入以替代两颗牙齿难以实现。患者由于其他许多因素需要进行正畸治疗，因而决定近中移动第二磨牙，并在第二磨牙远中的骨质植入种植体。在这个病例中，因为下颌存在对殆牙齿，因此建议在上颌植入种植体。右上第二磨牙远中充裕的牙槽骨避免了骨移植的需要

段种植体相邻的牙齿和上前牙周围。通过适当的机械力以及骨微穿孔的运用，可以为磨牙牙冠开辟足够的间隙以及为复合体提供必要的覆盖（图7.15）。

另一种情况只有在修复完成之后才会发生，即口腔医生需要帮助调整咬合。尽管良好的沟通可以避免这种情况，但在正确使用骨微穿孔的情况下，可以在短时间内达到一个合理的结果。在16号患者的情况下，前牙区域过早地植入了4颗种植体支持牙冠。牙冠修复后，患者表示对美学效果以及反覆盖不满意。在与口腔医生讨论以后，考虑到患者下颌部分牙齿缺失，医生决定不拆除牙冠，而是通过内收下牙列来解决问题。运用TADs作支抗以及通过骨微穿孔加快牙齿移动速率，下牙列在短时间内收并且上牙列没有受到明显的影响（图7.16）。

初始

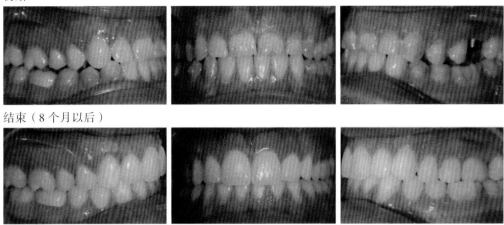

结束（8 个月以后）

图 7.15 15 号患者通过种植体早期恢复了缺失的左上第一磨牙，并且上颌中切牙需要瓷贴面修复。但是由于缺乏足够的覆盖，预后不佳。在排齐后阶段使用骨微穿孔，上牙弓通过扩弓以容纳磨牙牙冠，并提供足够的覆盖利于瓷贴面修复，并获得了出色的美学效果

初始

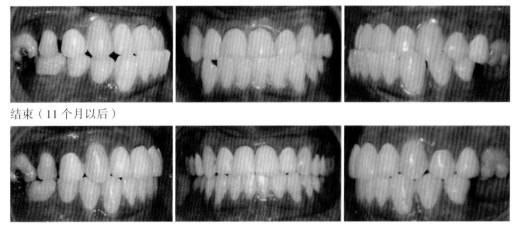

结束（11 个月以后）

图 7.16 16 号患者早期接受了 4 颗前牙牙冠的修复。当修复完成以后，患者对美学效果和前牙的反覆盖不满意。在与口腔医生讨论后，决定不移动上颌的牙冠，而是通过内收下前牙达到功能咬合。使用 TAD 作强支抗并配合骨微穿孔加快内收速度，下颌牙齿在短时间内得到内收且建立了正常的覆盖和覆𬌗，而上颌牙齿没有明显移动

7.5.10 无托槽隐形矫治器中骨微穿孔的应用

骨微穿孔可与固定或活动矫治器一起使用以获得分解代谢和合成代谢效应。如果临床医生计划在无托槽隐形矫治器中应用骨微穿孔以加快牙齿的移动速度，则应缩短无托槽隐形矫治器戴用的时间间隔，以便牙齿受到持续的矫治力。在未刺激移动的情况下激活生物学反应是不合理的。建议将骨微穿孔纳入基于每步矫

治器移动设计的治疗计划中，因此将骨微穿孔有目标地应用于需要移动的牙齿上。如果某一牙齿在矫治器设计中并不准备移动，则不需要在该牙齿周围使用骨微穿孔。同样，骨微穿孔与无托槽隐形矫治器的联应合用将有可能改善这种矫治器扩弓的局限性。

7.6　骨微穿孔技术的应用总结和规则

1. 确定患者需要骨微穿孔分解代谢效应还是合成代谢效应。
2. 对于骨微穿孔的合成代谢效应，确定需要皮质骨移动的区域。
3. 对于骨微穿孔的分解代谢效应，确定治疗各个阶段的目标牙齿（或多颗牙齿）。
4. 对于骨微穿孔的合成代谢效应，应尽早实施骨微穿孔或在施力的同时开始使用浅层穿孔。对于分解代谢效应，从准备移动牙齿开始使用更深层穿孔。
5. 对于骨微穿孔的分解代谢效应，在治疗阶段应用骨微穿孔要靠近目标牙齿，但不要靠近支抗牙齿。
6. 对于合成代谢效应，应施加轻力，而对于分解代谢效应，则可以逐渐加大施加力。
7. 对于合成代谢效应，缓慢再激活矫治力并保持长时间的轻力。对于分解代谢效应，需要经常重新激活施加的矫治力，并使用合适的力学系统来逐渐增加施力值。
8. 对于分解代谢和合成代谢效应，每月或至少每隔一个月应用一次骨微穿孔。
9. 对于可预测的结果，应用骨微穿孔直至完成所需移动。

（蒋园园　赵　晶　译，张卫兵　孙　嵘　校）